モーションエイド

―姿勢・動作の援助理論と実践法―

下元 佳子

生き活きサポートセンターうぇるぱ高知
ナチュラル・ハートフルケアネットワーク

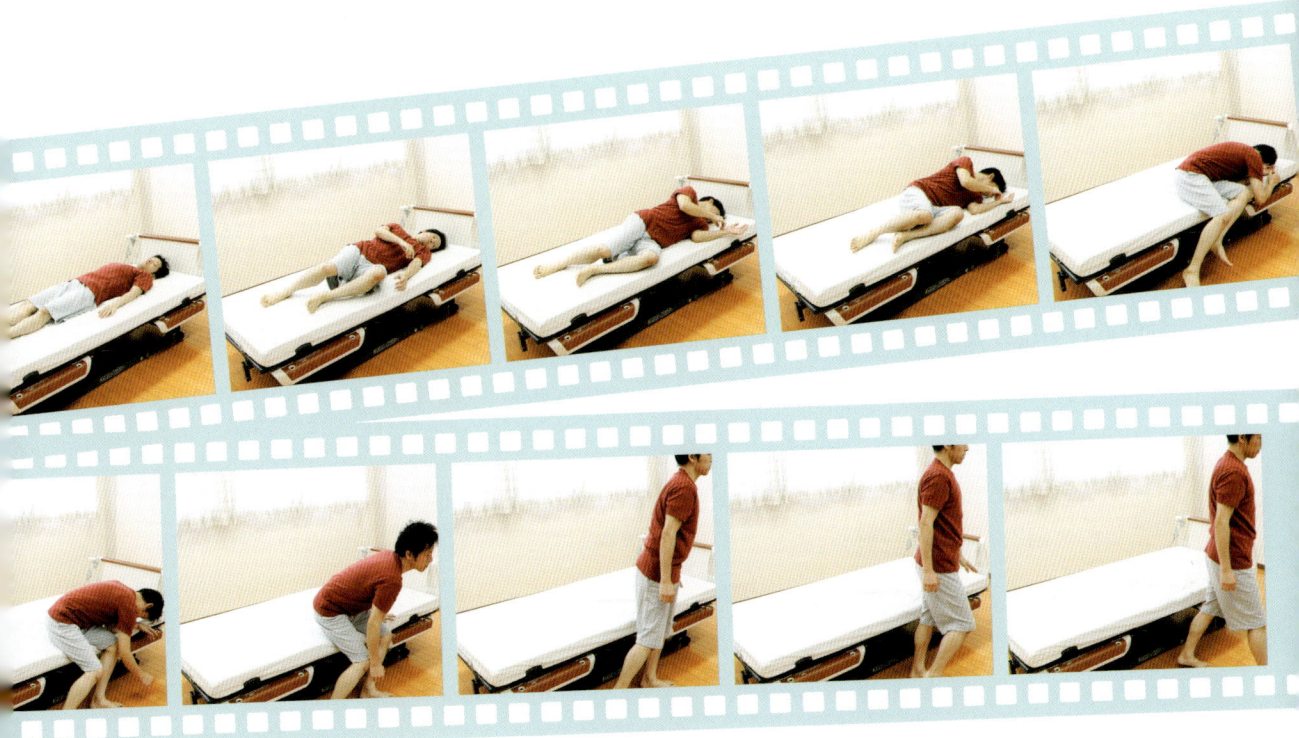

中山書店

序文

　私たちの生活は、姿勢と動き（動作）から成り立っています。食事や排泄、入浴、活動、休息などいずれの生活行為も姿勢や動きによって組み立てられています。つまりより良い姿勢や動きが活動や休息、暮らしそのものを豊かなものにしてくれます。そのことから、ケアにおいても、効率性のみでモノを運ぶように動作介助を行うのではなく、人として生きていくために必要な動きを保障するという考えをもつことが大切です。そして、一つひとつの動きをバラバラに考えるのではなく、24時間連続したサポートを組み立てることが重要です。

　このように「動作介助」ではなく「動き」の大切さを伝えたいと考え、私なりに解説したのが本書です。解剖学や生理学、運動学など身体のことを細かく学ぶ私たち理学療法士であっても動作分析や、姿勢のアセスメント、そして動作を引き出すことやシーティング・ポジショニングが苦手だという人が少なくありません。私自身も若いころ、学んだ知識を使いこなすことができないままに臨床で頭を悩ませていました。なぜ苦手になるのか。身体の仕組みを、個々に分けてみるのではなく、支える場所と動く場所に分けて安定と動きを理解し、姿勢や動きを組み立てていく。シンプルに考えることでアセスメントやアプローチが具体的になり、生活につながります。職種の壁を超えて一緒に考えることも容易になります。逆に、個々を評価し、個々のアプローチのみを行っても生活に結果が出ないことも少なくありません。

　本書のタイトル「モーションエイド」は造語です。動きのない拘縮した身体をつくらないケアを広げるために「動き」をサポートするということを意識してもらいたいと考え「モーションエイド」という言葉をつくりました。読者の皆さんにとって、一つひとつの知識や技術は周知のことかもしれません。しかし、これらの知識や技術を互いに結びつけ、その人の生活を支えるトータルケアは実現できているでしょうか。もちろん私もまだまだ未熟で、本書においてもご叱責を受ける点がたくさんあると思います。だからこそ、皆で今後のケアのあり方を考えていくべきだと思うのです。

私がケアを変えたいと思い、活動するきっかけとなった出会いがあります。人をみることの重要性を常に教えてくださり、導き続けてくれる、むつき庵の浜田きよ子さん。健和会補助器具センター元所長の窪田静さん、ともすれば人による介助方法のみを考え、動作を組み立てようとしていたころ、環境との適合の重要性を教えていただきました。神戸学院大学の備酒伸彦先生には、対象者を常に人としてとらえ、その暮らしにかかわることの必要性について教えていただきました。また、北欧にも同行させていただき、そのことで日本の現状の課題に気づくことができました。

　セラピストとしての課題や、身体・動きをシンプルにとらえることを考えるきっかけを与えてくれたのが、フランク・ハッチ博士のキネステティクスの講座でした。私たちセラピストが、個々を見ていて、生活につなぐ動作の組み立てができていないという課題を見つけることができました。

　最後に、本書の制作に当たっては私の職場オファーズの仲間たち、高知でケアのあり方を変えるために一緒に活動をしている生き活きサポートセンターうぇるぱ高知の仲間、同じく全国のあちこちで活動をしているナチュラル・ハートフルケアネットワークの仲間、そして、家族、その他多くの人たちの力をお借りしました。ここに改めて感謝申し上げます。最後になりましたが、編集担当の中山書店、木村純子さん、なかなか進まない私の背中を押し続けてくれたおかげで「モーションエイド」が生まれました。本当にありがとうございました。

　本書が少しでも皆さんのケアの質の向上に、結果としてクライアントの日々の生活に寄与できることができれば幸いです。

2015年8月
もうすぐよさこい、盛夏の高知にて
著者　下元　佳子

CONTENTS

序文 ……………………………………………………………………………………… iii

1章
モーションエイドのエッセンス

「考える人」はなぜ考えられるのか …………………………………………………… 002
はじめに：人をケアするということ …………………………………………………… 003
動きをどのようにとらえるか …………………………………………………………… 004
- 「動けないから運ぶ」ではなく、「どういう動きを出すか」 …………………… 004
- 「動作介助」と「自立支援」 ……………………………………………………… 004
- 「考える人」はなぜ考えられるのか ……………………………………………… 005
- 「動きと姿勢」「活動」「暮らし」がつながるケアの提供を ……………………… 005

動作介助を行う目的 …………………………………………………………………… 008
- 「意欲」や「自立心」を引き出す ………………………………………………… 008

「引き出す」能力は潜在あるいは残存している ……………………………………… 009
- 引き出すべきは「主体性」 ………………………………………………………… 010

「自然な動き」を理解する ……………………………………………………………… 010
24時間の生活動作とモーションエイド ……………………………………………… 011
- 生活動作は24時間連続している ………………………………………………… 013

2章
姿勢と動作を理解するための基礎知識

身体の不安定さは、何によって引き起こされるのか ………………………………… 016
- ケアが問題を悪化させている可能性も… ………………………………………… 016

人の身体の仕組みを理解する ………………………………………………………… 018
- 身体の仕組み ……………………………………………………………………… 018
- 「支える場所」と「動く場所」 ……………………………………………………… 019
- 重さを支えることと動きの関係 …………………………………………………… 021
- 快適な姿勢は「動き」があって初めて成り立つ ………………………………… 023
- 座位における「支える場所」と「動く場所」 ……………………………………… 024
  - 効果を上げる座位姿勢のために必要なのは ………………………………… 026

臥位姿勢における姿勢管理のポイント ……………………………………………… 027
- 仰臥位 ……………………………………………………………………………… 027
  - 身体の傾きが及ぼす影響 ……………………………………………………… 028
- 側臥位 ……………………………………………………………………………… 029
  - 不安定な30度側臥位 …………………………………………………………… 030
- 姿勢管理によって動ける状態に身体を整えていく ……………………………… 031

重さの流れを確認する……………………………………………………… 031
　　　各々のパーツで重さをしっかり支えるようにする ……………………… 032
座位姿勢における姿勢管理のポイント ……………………………………… 033
　● 車椅子上での座位姿勢 ………………………………………………………… 033
　● シーティング：車椅子上での座位姿勢の整え …………………………… 035
　コラム こんな休息姿勢をとるようにしよう！！ …………………………… 036
　　　ティルト・リクライニング機能付き車椅子を使用したシーティング ……… 039
自然な動きを導く ………………………………………………………………… 041
　● 持ち上げる動作介助が及ぼす影響 …………………………………………… 041
　● 回旋と体重移動により動きを導く …………………………………………… 041

3章
生活を支えるモーションエイド

基本の姿勢・基本の動作

姿勢と動作の基本を理解する ………………………………………………… 046
　● ベッド上での動き ……………………………………………………………… 048
　　　寝返り ……………………………………………………………………… 048
　　　寝返りの介助 ……………………………………………………………… 050
　コラム スライディングシートの挿入法 ……………………………………… 053
　　　上下への移動 ……………………………………………………………… 054
　　　上下への移動の介助 ……………………………………………………… 055
　　　横移動 ……………………………………………………………………… 058
　　　横移動の介助 ……………………………………………………………… 060
　コラム スライディンググローブについて …………………………………… 062
　　　起き上がり ………………………………………………………………… 063
　　　起き上がりの介助 ………………………………………………………… 066
　● ベッドからの移動・移乗 ……………………………………………………… 069
　　　立位移乗 …………………………………………………………………… 069
　　　移乗する側の反対側に体重をかけて行う方法 ………………………… 070
　　　車椅子のアームレストにつかまりながら移乗する方法 ……………… 071
　　　ベッドに装着した移乗バーを使用する方法 …………………………… 072
　　　移乗の介助：介助者が1人の場合 ………………………………………… 074
　コラム トランスファーボードについて ……………………………………… 081
　　　移乗の介助：介助者が2人の場合 ………………………………………… 082
　　　リフトを使用した移乗の介助 …………………………………………… 084
　● 車椅子上での動き ……………………………………………………………… 086
　　　ヒップウォーク …………………………………………………………… 086
　　　ヒップウォークの介助 …………………………………………………… 087
　　　車椅子での移動 …………………………………………………………… 091

食事のためのモーションエイド … 093
あたり前の食事とは：食事の目的と意味 … 093
- 対象者の食事・栄養状況を把握する … 094
- 食事の過程を理解する … 094
  - 24時間の中で考える、食事のためのモーションエイド … 094
- 覚醒 … 095
- 移動・移乗 … 095
- 座る―食事時の座位姿勢 … 095
  - 頭部 … 095
  - 頸部 … 096
  - 上肢 … 096
  - 胸部―骨盤―下肢の整え … 097
- 動作―食事を食器から口へ運ぶ … 098
  - 必要な環境整備 … 098
  - 食事介助時に必要な配慮 … 098
- **コラム** おいしく食べるには快適な食事姿勢から！― 車椅子と椅子とテーブル ― … 099
  - 咀嚼・嚥下と姿勢の関係 … 100
  - おわりに … 102
- **コラム** エプロンを安易に使うのは … 102

排泄のためのモーションエイド … 103
あたり前の排泄とは：排泄の目的と意味 … 103
- 対象者の排泄状況を把握する … 104
- 排泄の過程を理解する … 105
  - 24時間の中で考える、排泄のためのモーションエイド … 105
- 排泄時の基本姿勢 … 106
  - 座位での排泄姿勢 … 106
- **コラム** 日頃の生活のなかで意識的に前傾姿勢をとるようにしよう！ … 108
  - 排泄で問題になる後傾姿勢と臥位との関係 … 108
- おむつ適応のアセスメント … 110
- 尿意・便意 … 110
- 移動・移乗 … 111
  - トイレへの移動が可能な場合 … 111
  - ポータブルトイレを使用する場合 … 111
- **コラム** 排泄時の姿勢に配慮したポータブルトイレ … 114
- **コラム** 尿器を有効に活用しよう ― 姿勢がよくなることで自立支援につながる … 115
- ズボン・下着（おむつ）の着脱 … 116
  - トイレでのズボン・下着（おむつ）の着脱 … 116
  - ポータブルトイレでのズボン・下着（おむつ）の着脱 … 116
- おむつの選択と使用 … 119

間違ったおむつの使用が身体（姿勢）に与える影響 …………………… 119
　　　介助者が与える影響 ─ おむつ交換時の不快な刺激が筋緊張を引き起こす …………… 121
　　　おむつを適切に選択し、有効に用いるために ……………………………… 123
　●おわりに ……………………………………………………………………… 125

入浴のためのモーションエイド ……………………………………………… 127

あたり前の入浴とは：入浴の目的と意味 …………………………………… 127
　●対象者の状況を把握する …………………………………………………… 128
　●入浴の過程を理解する ……………………………………………………… 128
　●浴室への移動 ………………………………………………………………… 129
　●衣服の着脱 …………………………………………………………………… 130
　●浴室内移動 …………………………………………………………………… 130
　●浴室での座位姿勢・洗体 …………………………………………………… 130
　　　浴室での座位姿勢 ………………………………………………………… 130
　　　洗体 ………………………………………………………………………… 132
　●浴槽への移動（浴槽に入る） ……………………………………………… 133
　●浴槽内で湯につかる ………………………………………………………… 136
　●浴槽からの移動（浴槽から出る） ………………………………………… 136
　●おわりに ……………………………………………………………………… 139

睡眠のためのモーションエイド ……………………………………………… 141

あたり前の睡眠とは：睡眠の目的と意味 …………………………………… 141
　●対象者の状況を把握する …………………………………………………… 142
　●睡眠の過程を理解する ……………………………………………………… 142
　　　ベッド上での臥床 ─ 身体の環境への適合 …………………………… 143
　●仰臥位のポジショニング …………………………………………………… 143
　　　姿勢のアセスメント ……………………………………………………… 143
　　　ポジショニングの実施 …………………………………………………… 143
　コラム 下肢拘縮がひどいケースのポジショニング ……………………… 150
　●側臥位のポジショニング …………………………………………………… 155
　　　姿勢のアセスメント ……………………………………………………… 155
　　　ポジショニングの実施 …………………………………………………… 155
　●ひどい円背のケースのポジショニング …………………………………… 160
　　　姿勢のアセスメント ……………………………………………………… 160
　　　ポジショニングの実施 …………………………………………………… 160
　●ベッド上での背上げ時のポジショニング ………………………………… 163
　●背抜き・足抜き ……………………………………………………………… 164
　●おわりに ……………………………………………………………………… 165

索引 ………………………………………………………………………………… 166

本書においては、姿勢と動作をわかりやすく示すために、必要に応じて人体モデルの腕等を省略して示しています。

1章
モーションエイドのエッセンス

「考える人」は
なぜ考えられるのか

　皆さんがご存知のロダン (François-Auguste-René Rodin、1840-1917)の「考える人」の彫像です。

　実は、これはダンテの『神曲』から着想を得た大作「地獄の門」を構成する一部分で、「考える人」の名称もロダンではなくリュディエという鋳造家がつけたものなので、一般的には「門の上から地獄をのぞき見ている」像とするのが妥当とされています。

　しかし、ここではちょっと視点を変えて、「考える人」のタイトルと像の姿勢を関連づけて、「『考える人』はなぜ考えられるのか」を考えてみてください (p.5参照)。

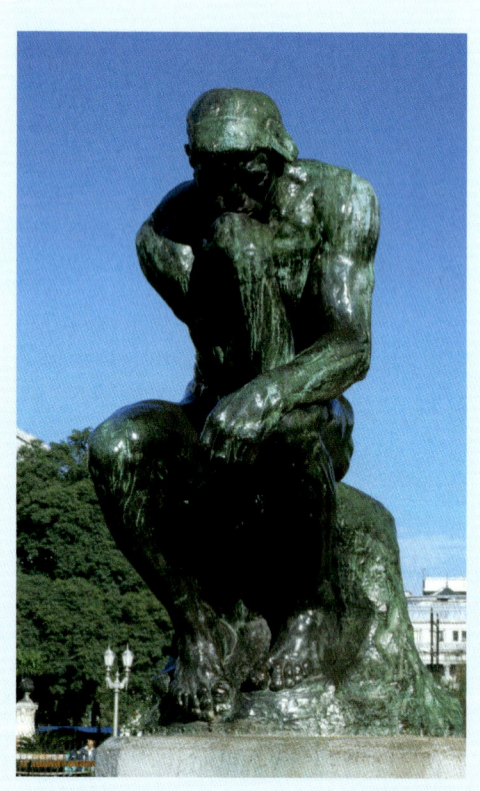

はじめに：人をケアするということ

　現在、私たちは対象者にどのようなケアをしているのでしょうか。

　もしかすると、決まった時間がきたから、食べさせる…、排泄させる…、清潔ケアをする…といったケアではないでしょうか。──こう書くとあまりにも機械的で、貧しいケアに思えます。でも実際、これが現在のケアのあたり前の姿になってしまっているのではないでしょうか。

　その人の「あるべき姿」を考え、ケアの目的やゴールを設定する。目的とは、「その人が今後、どのような人生を送るのか」を考え、設定するものです。そして、この目的の実現に向けて「どのように生きていくのか」を考え、目標を設定する。そしてさらに、目標を遂行するために「日々、どのように暮らすのか」を具体的にした取り組み計画を立てます（表1）。

　私たちは、対象者の機能を見ます。そして、その維持・改善に努めます。しかし、対象者は人間ですから、機能によって生きているのではありません。もっと言えば、人間は機能があるから生きているわけではないのです。人間はみずからのもつ機能を"使って"日々の暮らしを生きています。それは、その人の人生を生き抜くためです。主体はあくまで人間なのです。今、このことがどこか置き去りになっていないでしょうか。

　暮らしのなかに、「食事」「排泄」「入浴」「睡眠」などの活動があります。活動は「動作」と「姿勢」からつくられます。もちろん、ここには「意欲や思い」が存在し、その根底にはその人の人生の目的があります。

　本書はこのことを踏まえてまとめています。本書におけるモーションエイド（動きの支援）とは、その人の人生を支えることを目的に行うものであることを、最初に銘記してほしいと思います。

表1　あるべきケアとは

目的：どのような人生を送るのかを考えること
目標：目的に向けて、どのように生きていくのか（方針）を考えること
取り組み計画：目標に向けて、日々どのように暮らすのかを考えること

動きをどのようにとらえるか

「動けないから運ぶ」ではなく、「どういう動きを出すか」

　現在行われている動作介助は、その多くが、持ち上げる・引きずるといった「介助者の動作」で行われています。介助者における腰痛などの問題から、介助者の立ち位置・ボディメカニクスを考えるなど、その方法論は工夫されている部分もありますが、介助というより、まだまだ「モノを運ぶ」視点からは抜け出せていないように感じます。

　その根底には、動けないから、モノのような塊だから「運ぶ」。そんな短絡的な考え方があるのではないでしょうか。

　私たちの行う「動作と姿勢」には意味があります。動作は、姿勢と姿勢をつなぐものであり、また、動作には健康を保持するという目的が存在します。寝返りをうつ・起き上がる・立ち上がる・歩くなど、数々の動作のなかで、私たちは生きていくための身体の柔軟性を維持し、筋力や張力などの質を維持し、呼吸すること・食べること・排泄することなどの機能を維持しています。

　「生きる力をつけること」が本来のケアだとすると、動けないから「運ぶ」のではなく、どのように動きを出すのか、どのような動きが生きるために必要なのかと考えて、「動きやすい身体」を整え、動きを引き出すケアについて考えていくべきです。

「動作介助」と「自立支援」

　ここで、動作と自立支援の関係について考えてみましょう。動作を円滑にできないことが日常生活の支障となっているなら、動作が自立に影響し、動作の援助が自立支援につながっていくと言えるはずです。自立を促すために、できることをしてもらう、できないことを手伝う、動作の反復練習をする、このような支援をします。でも、動作ができれば、生活行動ができればよいのでしょうか。

　社会変化から医療に身を置ける時間が短くなることで、早く生活動作を自立させ、退院につなげる、そのために手っとり早く、反復練習をする、そのようなアプローチが行われていることも少なくないように感じます。回復期を終え、治療が一段落した生活期を迎えた頃には、確かに生活動作は獲得されているものの（介護者による介助を要する場合も含め）、その方法は力任せで、過度な努力を要し、動きは「身体を自分で無理やり運んでいる」、または介助者が無理やり運んでいるという状況に出会います。このような生活が継続すると、人はどんどん機能低下を引き起こし、生活の質までを落とすことになります。

　これは、決して時間が必要、もっと長い入院期間が必要だということが言いたいわけではありません。自立支援の考え方が間違ってはいないだろうか、目標の設定が間違ってはいないだろうか、アプローチが間違ってはいないだろうかということを、もっ

と突き詰めて考える必要があるのではないかということです。対象者の生活を保障するのであれば、対象者の健康を守ることができる動きを引き出すことが重要であり、継続していくべき動きを獲得してもらうことが必要です。もちろん、要介助者であっても同様に考えます。私たちセラピストは、対象者が自分の目の前にいる時間のみの目標・結果を考えるのでなく、この将来を保証する動き、生活につながる動きの目標を立案し、アプローチすることが必要です。そしてチーム医療において他職種につなぐときには、目標に向けてどのような状況にあるのか、どんな課題が残っているのか、対象者にとって何が必要なのかを伝える、それが本来必要な連携ではないでしょうか。

「考える人」はなぜ考えられるのか

　冒頭に掲載した「考える人」の彫像について、改めて考えてみましょう。
　姿勢をよく見てみましょう。男性は腰をかけて身体を少し前屈し、ねじるように右肘を左膝に乗せ、右手の甲を頬杖のようにあてています。座位の姿勢は、臀部・大腿部でしっかり支え、膝を引き込むようにしっかり曲げて、足底を付けています。この膝をしっかり曲げて足底を付けることや、身体を少しねじり前傾、かつ頬杖をつくようして頭の重さを腕に乗せている姿勢は、じっとしていても筋活動が活発化しやすい姿勢です。つまり、この男性の姿勢は、安定しながら筋活動が起き、脳が活発に動くことを助けています。まさに「考えるのにふさわしい姿勢の一つ」ということができると思います。冒頭に述べたように、この「考える人」のタイトルは作者であるダンテがつけたものではないにもかかわらず、その名が現在にも引き継がれているのは、この姿勢が「考える人」のタイトルにふさわしいものであることを、意識するしないにかかわらず、人々が感じ取れるものだったからかもしれません。
　このように姿勢や動作はときにその人の内面まで垣間見せます。逆にいうとその援助はその人の内面にまで届くものでもあるわけです。

「動きと姿勢」「活動」「暮らし」がつながるケアの提供を

　「生きる」「暮らす」「活動する」「動く」「姿勢」、これらはすべてつながっています。ですから、人の生活・暮らしを考える場合には、どこから介入してもすべてのことに配慮して行う必要があります。つまり暮らしをサポートするためには、「局所ケア」から「トータルケア」へ、「動きと姿勢」から「活動」へ、「活動」から「生活・暮らし」へ、そして「生き方」のサポートへと視野を広げる必要があるのです。
　対象者を人としてとらえ、暮らし・生き方をサポートすること、そして安心できる快適な暮らしをサポートするためには、それを保障するよりよく生きる力をつけるための動きや姿勢のサポートが必要です。

私たちセラピストは、機能を評価しアプローチをします。個々の機能と姿勢・動作の関係、生活場面での姿勢・動作と日常生活動作、日常生活動作と暮らしとの関係を考えることが大切です。しかし、個々の評価尺度の結果のみに基づいた単線的なアプローチをしていることはないでしょうか。これでは、生活や暮らしに結果を出すところまでつなげることは困難です。このような介入はリハビリテーションとはよべません。

　一方で、看護・介護の職種はどうでしょうか。こちらも動作の介助と日常生活の行動の介助をそれぞれ分断して考えてサポートしていないでしょうか。

　姿勢や動きは、身体の内面の状態にも影響を及ぼします。悪い姿勢の継続は、呼吸や食べること、排泄など生きる力をも奪っていきます。

　つまり、日常生活の支援は、生活動作の介助を分断して繰り返しつなぐことを考えるのではなく、より良い状態に向けて生活をサポートするのであれば、対象者の課題は何か、目標は何かを考え、その生きる力を引き出すかかわりを考え、24時間を組み立てていくことが必要なのです。セラピストは、対象者の課題を考え、看護・介護職と一緒に、どのように姿勢や動きを引き出すのか、そのためにはどのような動作のサポートをすべきなのか、姿勢と動きをどのようにつないで24時間を組み立てるのかを考える、それがチームアプローチだと考えます。単に時間を分断した役割分担はチームアプローチとよべませんし、生活や暮らしにおいて結果を出すことは困難です。

　本書で伝えたいことは、生きることをサポートする重要性であり、そのためには、単に姿勢や動作の援助の方法を覚えるというのではなく、どのような動きを引き出すべきなのか、どのように24時間をつなぐのかです。そのためには、どのようなサポートができる専門職であるべきなのか、本書がそれを考える機会になればと思っています（図1）。

1章　モーションエイドのエッセンス

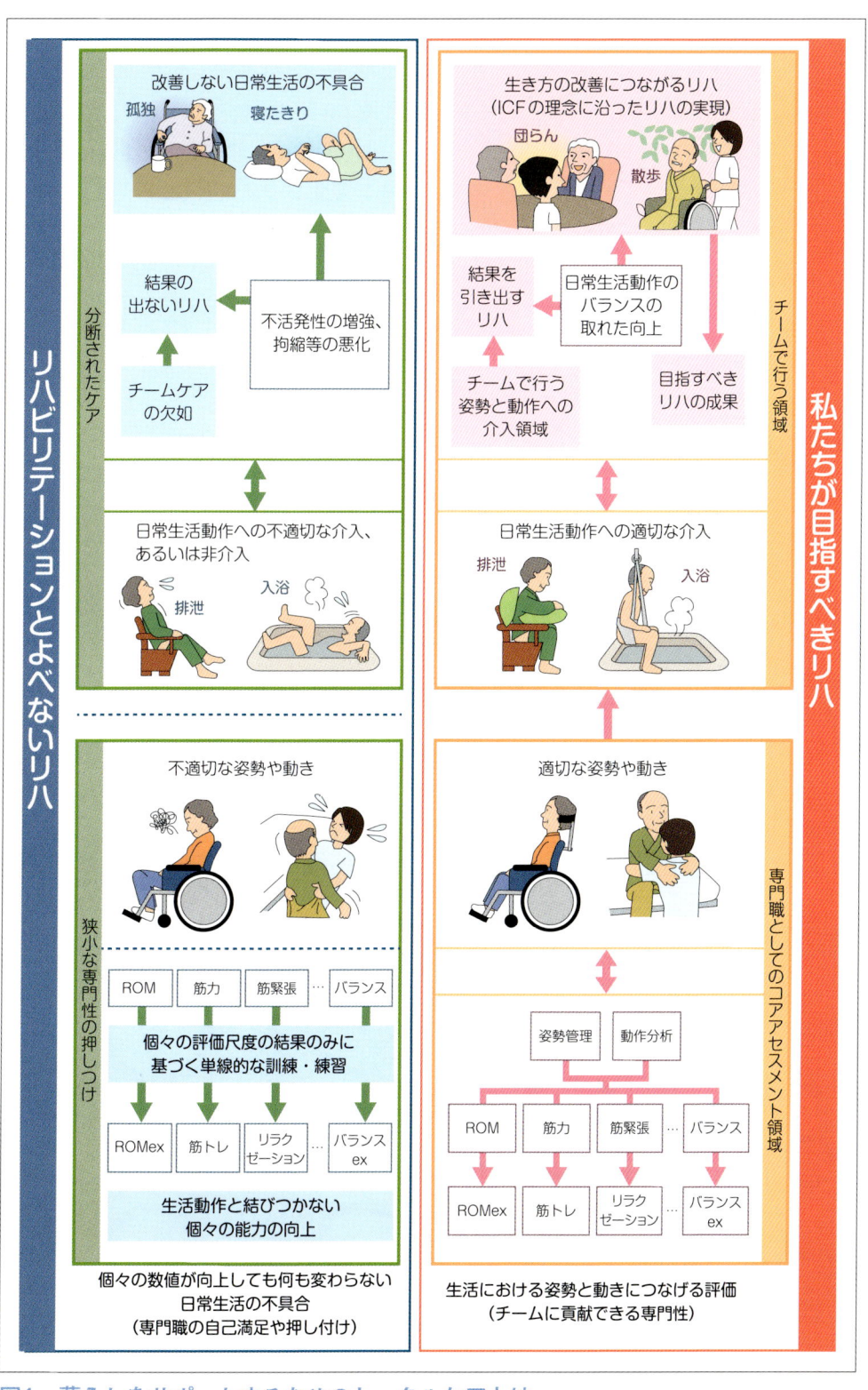

図1　暮らしをサポートするためのトータルケアとは

動作介助を行う目的

　何度も言いますが、私たち医療・福祉の専門職が行う動作介助は、単に点から点へ身体を運ぶことを目的に行うものであってはいけません。動作介助の目的は「動作を援助することによって、その人をより良い状態に変化させること」にあります。

　動作介助を自転車の補助輪にたとえてみましょう。自転車の補助輪は「そのままだと倒れてしまう自転車が倒れないようにするため」にあるものですが、一方で「それを利用することで結果として将来2輪走行できるようになるため」にあるものでもあります。動作介助も同様で「その場の動作のお手伝いのため」だけではなく、「将来（自力で）できるようになるため」に行うものでもあります。私たち専門職が行う動作介助も、後者のように、「将来の目標のために」あるべきで、「次につながるもの」であるべきだといえます。ただし、それは、必ずしも行動の自立だけを指すのではなく、呼吸する・食べる・排泄するなどの生きる力そのものを奪わないという目標に向けても同様に考えるべきです。

「意欲」や「自立心」を引き出す

　人は主体性（意欲）をもつことで精神的にも身体的にも活発化し、さらに、自立心をもつことで独立した個人として社会の中で自分らしく生きることができます。この主体性（意欲）や自立心は、自分の能力を確かなものとして認識し、それを活用すれ

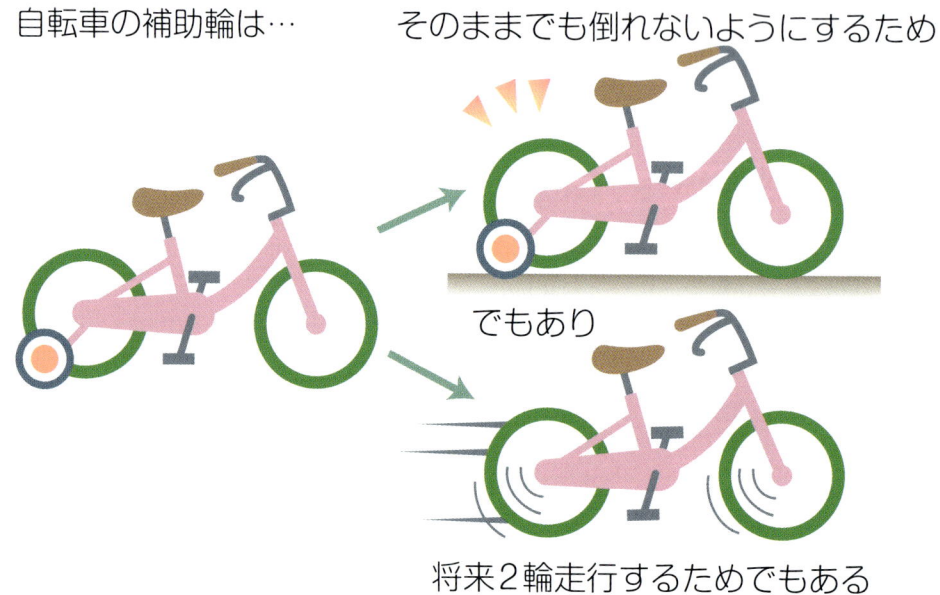

自転車の補助輪は…　　そのままでも倒れないようにするため

でもあり

将来2輪走行するためでもある

ば実現可能（と思えるような）な目標をもつことをきっかけに育まれます。

　たとえば、「自分は歩く（移動する）能力がある」と認識するから「今度は○○へ行ってみよう」と考えることができるようになります。そして、そう考えるから、そのための準備にも気持ちが入るし、積極的にかかわることができます。同じ目標の人が現れれば仲間の存在により、自分だけでは想像もつかなかったさまざまな活動に参加するようになるかもしれません。このような社会参加を通じて、人は自立心をもった生活ができるようになります。

　逆に、病気や障害によって、これまでさほど努力もせずにできていたこと（たとえば、自力歩行）ができなくなると、喪失感から精神的に落ち込むようになります。人生そのものに絶望する人さえ現れるかもしれません。意欲がなくなり、無気力になると、人は依存的な生活を送りがちになります。「能力（機能）の減衰（消失）」は能力（機能）を奪うだけでなく、その人らしい生活を奪う契機にもなります。

　すなわち、私たちの生活において（何かが）「できる」「できない」という認識は、その行動やひいては生き方にも大きな影響を与えるということになるのです。

　しかしながら、私たちが動作介助をする相手の多くは、病気や障害、あるいは加齢などにより、何らかの能力（機能）が減衰した、あるいは先天的にある能力（機能）に課題があります。その人たちは、もちろん全員ではないですが、意欲や自立心を簡単にはもちにくい状態になっているといえます。そのような人にも、本来ある意欲や能力を「引き出す」ために行うのが、本書の考える動きのサポートです。

　心と身体はつながっています。心が動いて身体が動く、もちろん意欲があると動きは変わってきます。逆に、身体が変わることで意欲や自立心が強くなることもあります。心と身体、常に両方を見守りながらサポートすることが大切です。

「引き出す」能力は潜在あるいは残存している

　動作介助がその人の能力を「引き出すために行うもの」であるということは、対象者に「引き出すもの」が潜在あるいは残存していることを意味します。そのため、「引き出す」ことが必要です。行動の自立、動作ができることを目標とするだけではなく、全介助で動けないと思う方であっても、「引き出す」ことを考える必要があります。「引き出すこと」は、動作介助のキーワードと言えます。

　私たち専門職は、対象者になんらかの働きかけをするとき、「獲得」あるいは「再獲得」という概念を必要以上に強くもってしまいがちです。私たち専門職が、対象者に「何らかの能力を付与する」という思いです。もちろん、そういうケースもあるかもしれません。しかし、「与える」という考え方は、対象者を置き去りにする危険性をはらんでいると感じます。

引き出すべきは「主体性」

　では、引き出すものは何でしょうか。先ほど著者は「主体性を引き出す動作介助が必要」と述べましたが、ここで強調したいのは、引き出すのはあくまで「主体性」と言うことです。「主体性」を引き出せば、潜在あるいは残存する能力を最大限活用できると考えます。「動作を行うための能力」は、その結果としてついてくるものといえます。

　引き出す主体性はもちろん心身の主体性です。主体的な動きを引き出すためには、動作という大きな単位を反復練習することだけでは困難です。動作ができればよいのではありません。そして動きの主体性を引き出すためには、主体的に動こうとする気持ちを引き出すことも必須です。私たちが無理やり、動かす、動きを獲得させるのではなく、あくまで主体的に動きを出せる状況をつくっていくことが必要です。

　その人が「その人の主体性をもって」その能力を活用しなければ、それは無意味で、たとえ無理にその能力を発揮させようとしても、そこから主体性が生まれなければ意味がありません。「能力の付与」は「改造」に近いのかもしれません。

　これは、動ける人、動作ができる人だけを対象としたことではありません。自力で動作ができなくても、少しの動きであっても、主体的に動かせる、動きを引き出せることを常に考えることが重要です。わずかな動きでも、音のする方向に頭を動かす、好きな物に手を伸ばそうとする、動けなくても、動作のサポートを受けるときに、その動きを受け入れやすい身体の状況をつくることができる、気持ちよく呼吸をすることができる、人のかかわりなど外的刺激を快適に受け取ることができる……、これらすべてを含めての主体性を考えるべきではないでしょうか。

「自然な動き」を理解する

　動きの介助をするとき、私たちは「人の動きの手順」をガイドにします。しかし、私たちは「自分たちの身体の構造」や「自分の行う動きの手順」はもちろん、「動きの内容」、さらに言えば「自分が動いたこと自体」すらも正しく把握できていないことが多いのです。

　たとえば、映画館で映画を鑑賞したとします。そのときに、あなたは、自分が椅子の上で何回座り直したかを覚えてはいないでしょう。意識していないからです。また、実際の動作介助においても、起き上がりや立ち上がりなどを実際に自分がしているように介助をと言われても、戸惑うことが少なくありません。このように人は「無意識のうちに」みずからの身体の動きを統御しながら、活動しています。

　モノを運ぶように動かすのではなく、人として自然な動きを引き出すことが大切ですが、無意識に動いているからこそ、私たちは人の自然な動きを改めて学ぶ必要があります。そして、私たちは、それぞれの動作においても、その場面や状況に応じてさ

まざまな動きをするため、対象者にどのように動きを引き出すのか、状態や状況、環境を確認し、選択することが大切です。

24時間の生活動作とモーションエイド

　私たちは生きている限り、動き続けています。そしてその動きは連続しており、生まれてから死ぬまで途切れることはありません。途中で病気や障害をもつとそのカーブは落ち込みますが、そこから少しでも改善させるのが治療やケアの力です（図2）。動きのサポートにおいては、単にできないことをトレーニングすればよいのではなく、動きを引き出し、動作を可能にし、24時間の生活を組み立てていくことが必要です（図3）。図の曲線を構成するのは「1年」「1か月」「1日」「1時間」「1秒」という日常生活における時間です。「1秒」「1時間」という単位を繰り返しながら、「1日」を構成し、それをさらに積み上げた「1か月」「1年」を重ねながら長い時間を経過させている、そのサイクルはつながっているのです（図4）。

　一方で、医療やケアの専門職は、個別動作介助を切り刻んで分析し、構造化を図って援助することを「専門性」と考えがちです。動作介助一つをとってみても、寝ている状態から端座位にする場合、起き上がり動作として、どこをどのように把持して、どのように動かすのかと介助方法ばかりを考えがちで、起きる前の「寝ている姿勢」や起きた後にどのような「端座位」をとるのか、そのために、どのように重さを移しながら身体を動かすのかと、姿勢と姿勢をつなぐ動きとしての「動かしていき方」を考えることができていないように感じます。しかし、立ち上がりの動作を考えても、私たちはどのような姿勢で寝ているのか、立ち上がった後に何をするかで、寝返りの仕方や、起き上がり方も変わります。

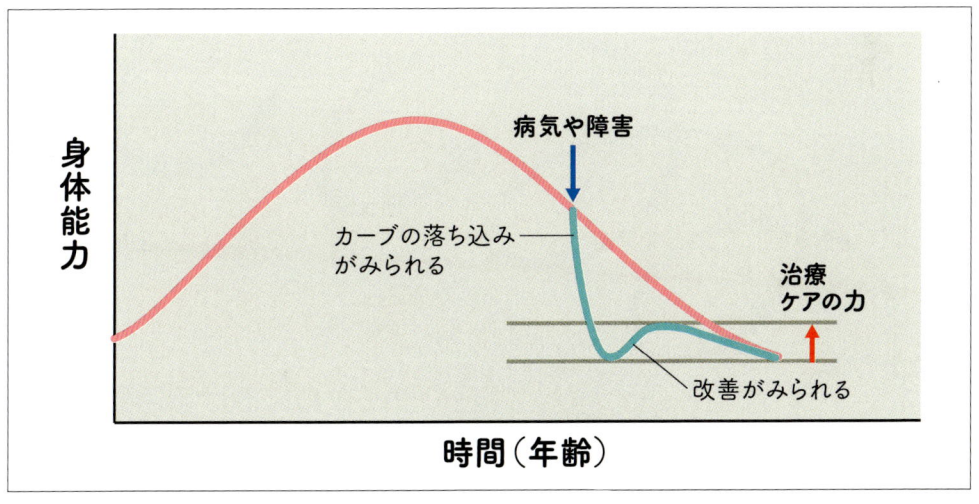

図2　身体能力と時間（年齢）、病気や障害についてのシェーマ

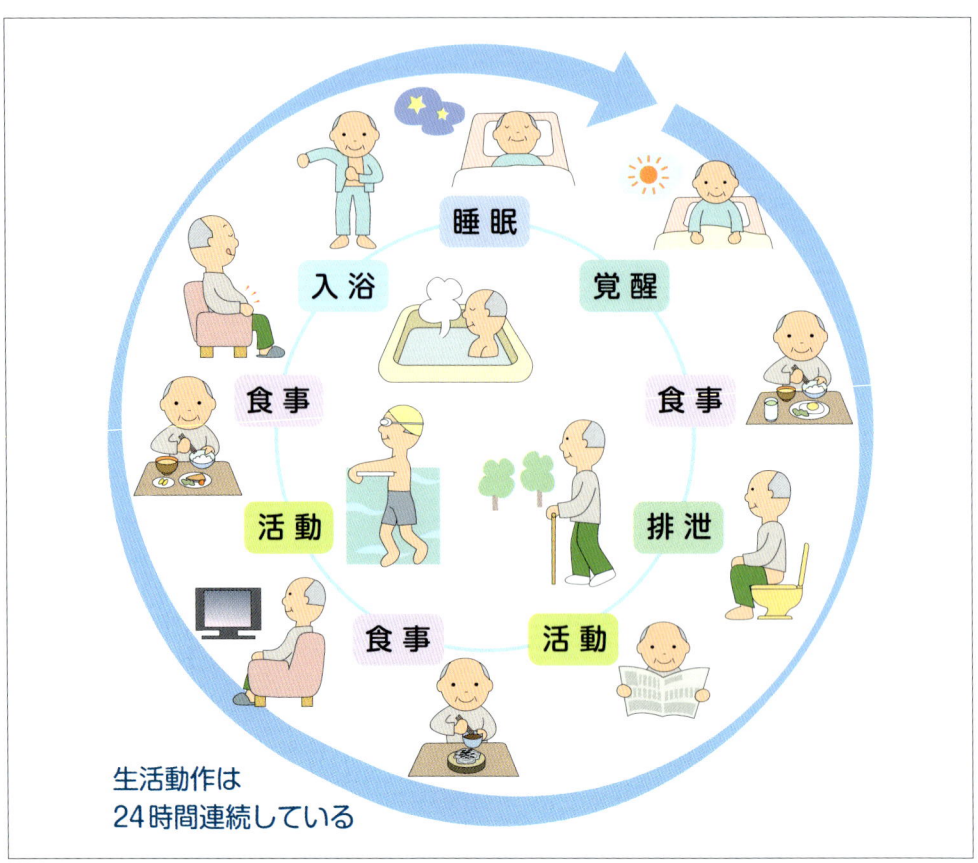

図3　生活動作は24時間連続している

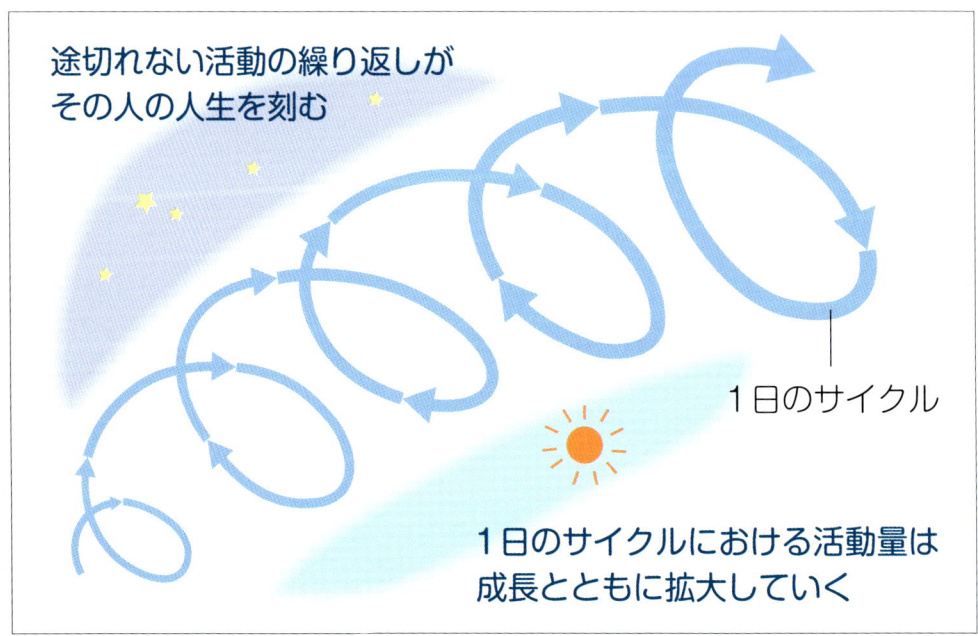

図4　活動はとどまることなく連続している

本書の表紙を見てください。進む方向が決まっていれば、私たちは起き上がるときからその方向に向けて進んでいます。一度、しっかり立位をとって歩き始めるようなことは、あまりありません。

自然な動きを理解し、生活動作はつながっていることを理解して、動きを引き出すことが必要です。動作という単位からではなく、もっともっと小さな動きのサポートから、1日というまとまりである24時間の生活につなぐべきだと考えます。

生活動作は24時間連続している

私たち医療職・福祉職は、患者・要介護者の健康的な生活を保障することが使命です。ではここでいう保障すべき「健康的な生活」とはどのようなものでしょうか。まずは、教科書的に考えてみます。WHO（世界保健機関）は、健康について、「肉体的、精神的、そして社会的に完全に良好な状態であり、単に疾病や虚弱さがないということではない」と述べています。つまり健康とは、病気や障害の有無によるのではなく、どのような対象においても身体的・精神的・社会的に安定していることです。

このことから、私たち専門職が保障すべきことは、活動や社会参加を可能にする土台となる身体において、栄養状態がよいこと、老廃物がきちんと処理されること、快眠が得られること、ストレスがかからない状態であることなど、安定している状態をつくることだと考えます。これらが満たされるためには、単に一つひとつのケア項目において方法論を考えていたのでは実現できません。局所ケアのみを考えるのではなく、24時間の生活においてトータルケアを考える必要があります。

たとえば、よい栄養状態のためには、もちろん十分な量の食事や栄養が必要です。しかし、必要な量をとるためには、適度な活動や排泄が必要です。一方で老廃物がきちんと排泄されるためには、十分な量の食事摂取が重要となります。

睡眠についても、運動や排泄が大きく影響します。過重でない運動（活動）は、筋肉などの身体部位の健全さの維持に役立つほか、身体に適度な疲労を感じさせ、それが睡眠を促すことにつながります。質の高い睡眠を継続させるには、適度な排泄コントロールができていることも重要です。排泄については、ストレスも重要な要件となります。ストレスが便秘の原因であることはよく知られるところです。さらにストレスが少なく、リラックスできる環境は、心身の緊張を緩和させ、それにより安楽な姿勢や、排泄に必要な姿勢・動きをとることを可能にします。

これらは動ける人だけに限ったことではありません。自分で動くことができなくても、同じ姿勢をし続けることや、傾いたり、ねじれたりした不良な姿勢で放置された状態では、身体のさまざまなところにストレスがかかります。ストレスは心身の状況を悪くします。そのため、ベッド上でも仰向けや側臥位、適度な座位姿勢、後方に重心の落ちる姿勢ばかりでなく、前方へ重心の落ちるリラックスしやすい姿勢を適度にとるこ

とが必要です。

　動きも同様です。動きの質が悪いと心身には悪影響を及ぼします。動ける人が身体を健やかに保つために動きがあるように、動きのサポートが必要な人に対しても、介助者が力まかせに持ち上げたり、引きずるのではなく、動きを引き出す介助をすることで、心身の状況はより良く保たれます。

　生活動作というのは、ある一つの動作が分断されて成り立っているのではなく、前後の動作や姿勢が密接に関連し合い、影響し合うことによって作られ、それが24時間つながっています。さらに、24時間を一つのサイクルだとすると、24時間のサイクルがさらに螺旋状に上昇して次のループにつながっていくようなイメージです（図4）。つまり、ある動作を行うためには、その動作だけをとらえるのでは不十分であり、その動作の以前にある姿勢や動作を把握し、それらの動作を行えるよう調整や補整をしておくことが重要です。

2章 姿勢と動作を理解するための基礎知識

身体の不安定さは、何によって引き起こされるのか

　動作介助が必要な対象者の身体をみると、関節の可動域制限や骨盤・骨格のゆがみ、拘縮などがあり、不安定な状態であることがわかります。
　しかし、このような状態は、病気や障害だけが原因となったものでしょうか。たしかにそれらは大きなリスク要因ですが、それを固定・増強させている原因に、ケアの不適切さがあるのではないでしょうか。たとえば、対象者は、体型的にはるい痩や病的骨突出など褥瘡リスクの高い方が多く、そこには低栄養の状況がうかがわれます。対象者の摂食・嚥下能力の低下がある場合、それに配慮した適切なケアがなされていれば、低栄養状態は防げます。食欲に問題があるのなら、精神的な理由のほかに、排泄や活動に対する援助の不足や不備があるのかもしれません。もしかすると、質の高い睡眠がとれていないことがその原因になっているのかもしれません。

ケアが問題を悪化させている可能性も…

　何度も言います。ヒトの身体は24時間休みなく活動しています。ケアが必要な局面はそのすべてにある可能性があります。対象者の生活の「ある場面」だけを取り出して、それをつくろうためだけのケアを行っても、その人の生活の問題を解決することはできません。場合によっては、そのケアによって問題を増強・悪化させている可能性すらあります。
　対象者が日常過ごしている姿勢を考えてみましょう。身体が曲がった状態のままで車椅子に座らせていることはないでしょうか。この姿勢は安楽といえるでしょうか。
　曲がった姿勢のままベッドに寝かしていることはないでしょうか。この状態で果たして快眠が得られるでしょうか。
　移乗の介助をするときに、対象者に断りなく（または対象者が何をされるかを認識していないうちに）、モノを運ぶように、いきなり力任せに持ち上げるようなことはしていないでしょうか。そのときに対象者がびっくりして、体を強張らせることはないでしょうか。
　もし日常的に、このような看護・介護が行われているとしたら、対象者にはずっとストレスがかかっているといえるでしょう。過重な身体的ストレスにより、対象者の身体は強張って筋緊張を引き起こし、それにより拘縮を生じることになります。一方、精神面においても、不快感や苦痛が、次第に落ち込みやあきらめなどの意欲の減衰に変わり、結果として活動性を低下させていくことになるのです。
　これらのことから言えるのは、介助者によって行われている看護・介護が人為的に「動けない体（廃用症候群）」をつくっているということです（図1）。逆に、対象者にとってストレスの少ない看護・介護を行うことは、「動ける体」にするための援助をすること

につながります。つまり私たち専門職は、対象者の姿勢管理や動作援助を見直し、そこでの気づきをケアに取り入れ、廃用の予防に努めていくことが求められているのです。

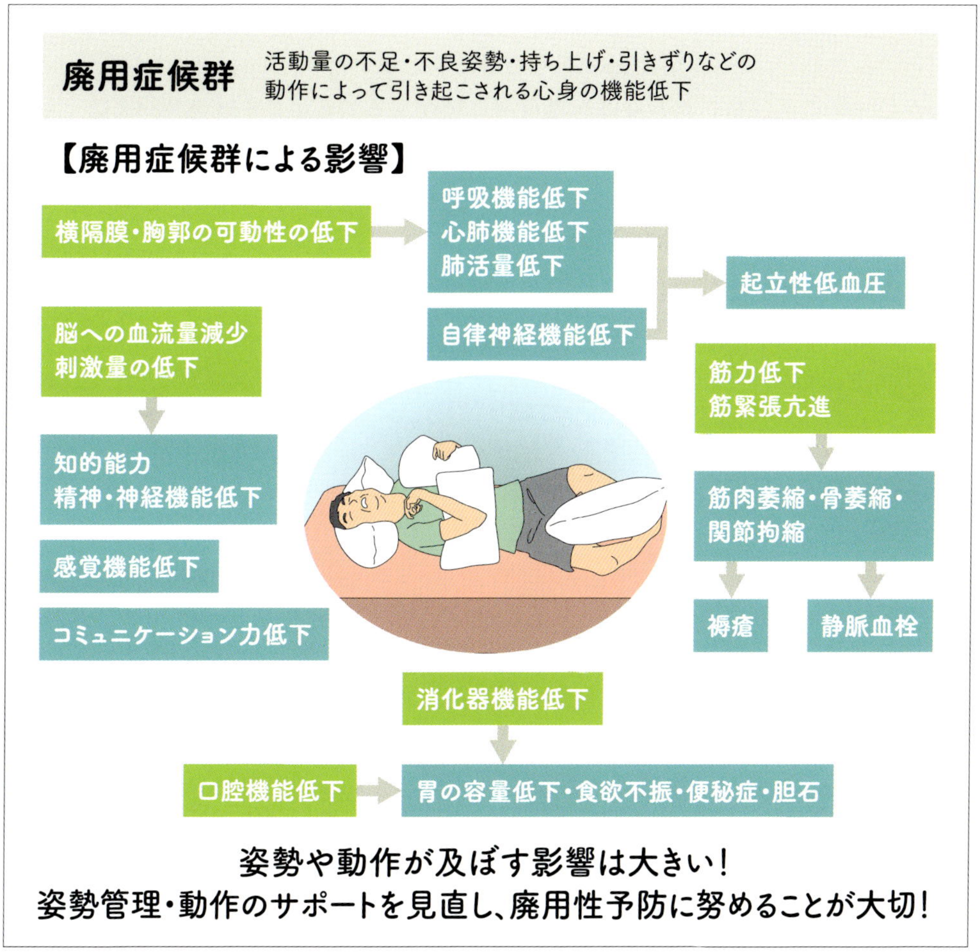

廃用症候群 活動量の不足・不良姿勢・持ち上げ・引きずりなどの動作によって引き起こされる心身の機能低下

【廃用症候群による影響】

- 横隔膜・胸郭の可動性の低下 → 呼吸機能低下／心肺機能低下／肺活量低下 → 起立性低血圧
- 自律神経機能低下
- 脳への血流量減少・刺激量の低下 → 知的能力・精神・神経機能低下
- 感覚機能低下
- コミュニケーション力低下
- 筋力低下・筋緊張亢進 → 筋肉萎縮・骨萎縮・関節拘縮 → 褥瘡／静脈血栓
- 口腔機能低下 → 消化器機能低下 → 胃の容量低下・食欲不振・便秘症・胆石

姿勢や動作が及ぼす影響は大きい！
姿勢管理・動作のサポートを見直し、廃用性予防に努めることが大切！

図1　動けない体（廃用症候群）がもたらす弊害

ポイント
- 適切でないケアが「動けない体（拘縮・褥瘡・廃用症候群）」をつくっています。
- 正しいアプローチをすれば逆に「動ける体」をつくることができます。

人の身体の仕組みを理解する

　「動ける体」「動きのある体」について考えていく上では、人がどのように姿勢を保持しているのか、どのように動いているのかを理解しておく必要があります。私たちは地球上で重力の影響を受けて活動していますが、日常の生活では、無意識に重力に抗して動き、安定的な姿勢をとっています。ですから、改めてどのように動いているのかと問われると、答えに窮するところもあるかと思います。

　しかし、重力に左右される身体を無意識に制御することができないケースに、姿勢保持や動きの援助を行う場合には、自分たちが日常どのように動いているのか、姿勢を保持しているのかを再度認識し、意識して対象者にケアを行っていくことが必要です。これを無視して行う援助は、モノを運ぶような方法であり、それが二次障害をつくる原因になっているのです。

- 自分が普段、どのように動いているか、姿勢を保持しているか、意識することが重要です。

身体の仕組み

　まず、人の身体を知ることが必要です。「人の身体を知る」、「姿勢や動き方を知る」というと難しく感じるかもしれません。しかし、必要なのは、骨や筋肉の名前を一つずつ覚えるようなことではありません。もちろん知識があるのは大切なことですが、それで終わっては意味がありません。「それらが、どのように姿勢や動きに関係するのか」、そこにつなげて考える必要があります。

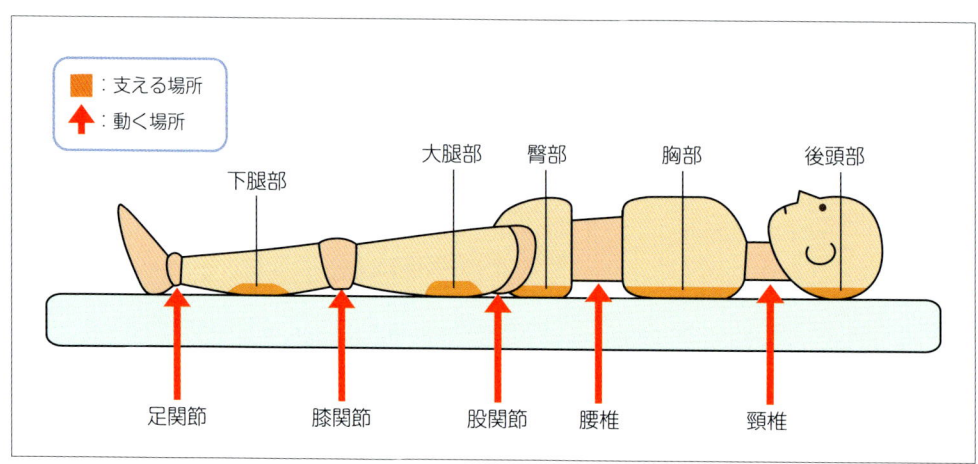

図2　臥位姿勢における「支える場所」と「動く場所」

2章　姿勢と動作を理解するための基礎知識

そこで私たちケアの専門職が知っておきたいことは、人の身体は、構造的に見たときに、大きく「支える場所」と「動く場所」の2つに分類できるということです（図2）。

「支える場所」と「動く場所」

「支える場所」とは身体の重さを受ける場所です。一方で「動く場所」とは関節です。私たちの身体は、容易に動けるように、関節には重さがかかりにくいように凹凸のあるつくりになっています。

ここでは、臥位で考えてみましょう。図2に示すように、私たちの身体は、頭部・胸部・臀部・大腿部・下腿部など「支える場所」では凸になっています。一方で、頸椎・腰椎・股関節・膝関節・足関節など「動く場所」は凹になっていて、これらの部位には重さがかからないようになっています。これは仰臥位だけでなく、どのような姿勢をとった場合も同様で、関節は重さがかかりにくようにつくられています。

姿勢保持や動きを安定させるためには、この「支える場所」と「動く場所」の両方がそれぞれの役割を果たせるように重さが分散されている必要があります。「支える場所」にきちんと重さがかかっていなければ、「動く場所」に余分な負荷がかかることになります。つまり、「支える場所」にしっかりと重さがかかっている状態で初めて、「動く場所」が動かせる状態になるのです（図3）。

姿勢保持で「体圧分散」という言葉が使われます。できるだけ広い面積で体を支え、局所圧を予防するというのは必要なことですが、このときにも、まずは「支える場所を知って、圧分散を行う」ことが重要です。この基本を考えずに、全身で重さを支えることだけに意識を向けてしまうと、逆に動きを悪くすることもあり、二次障害を発生させる原因となります。

- 人の身体には「支える場所」と「動く場所」があります。
- 「支える場所」にしっかり重さをかけるようにしないと、「動く場所」が動かせる状態になりません。

この「支える場所」と「動く場所」の基本が理解できれば、姿勢管理はそんなに難しいことではありません。

　姿勢管理というと、「動かない」（静止した）姿勢をつくるイメージをもたれることも少なくないかもしれませんが、そうではありません。人の身体は「動き」があるために、同じ姿勢を続けることができるのです。じっと寝ていたり、座っているように見えても、実際には、局所に圧が集中するのを防ぐように、また同じ筋肉に負荷がかからないように、微細な動きによって姿勢を保っています。

● 人は絶えず微細な動きをしているからこそ、安定した、安楽な姿勢をとることが可能であることを理解しましょう。

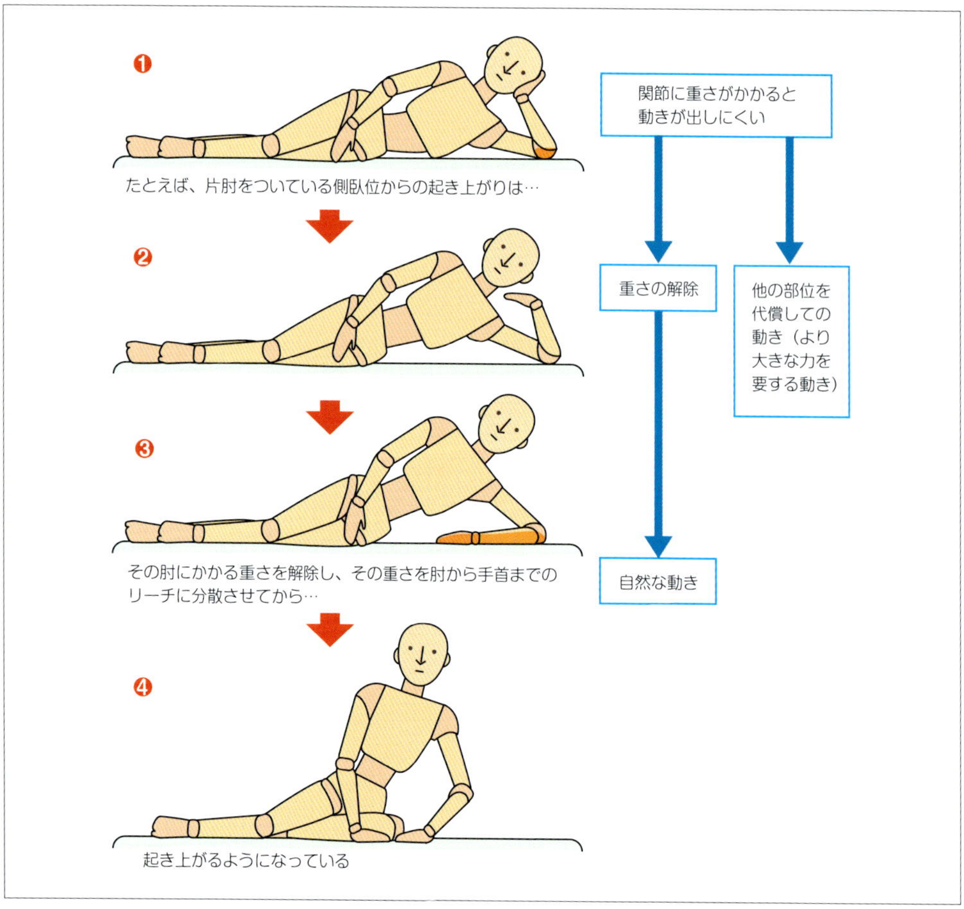

図3　関節に重さがかかっていると動きにくい

重さを支えることと動きの関係

重さを支えることと動きの関係について、もう少し考えてみます。これから説明することをあなた自身の身体を使ってやってみてください。

「支える場所」は、後頭部や胸部、臀部、上下肢のいずれをとっても、真平らではなく、やや丸みを帯びた球状になっています。これは、重さを受けると同時に、重さをほかへ移しやすいからです。

頭部の動きを例に考えてみます（図4）。臥位で頭を左右に振る動きは、頭部と胸部をつなぐ頸部の筋肉の働きで起こる動きです。頭部と胸部で重さを支え、頸椎には重さがかかっていないことにより、筋の働きが容易に頸椎の動きを出し、さらに後頭部が球状の形をしていることでコロコロと容易に動きます。このときに、後頭部が真平らだと頭部の動きが容易ではないことは、想像できると思います。

一方で、枕が高すぎる場合など、頭部の重さが頸椎にかかっているときには、頸椎の動きを出すために筋は大きな力を要します。

次に、全身で試してみましょう。

広く圧分散した気持ちのよい仰臥位をとります。その姿勢で手足を動かしてみます。大きな力を使わず、上腕や大腿部をコロコロと動かしてください。このときに上腕や大腿部でしっかり重さを支えて、肩関節や股関節には重さがかかっていない動きやすい状態にあると、軽い力で動きます（図5）。

胸部と臀部をごにょごにょと動かしてみます。このときも、胸部や臀部にしっかり重さがかかっていて、腰椎部分には負荷がかかっていない動きやすい状態にあると、ごにょごにょとスムーズに動きます（図6）。

次に、胸部の下部に重さをかけて、骨盤を後傾させ（骨盤の上方を床に押し付けるようにすると後傾します）、腰椎に重さが流れる状態をつくります。この状態では、胸郭や骨盤を動かすことは容易ではありません（図7）。

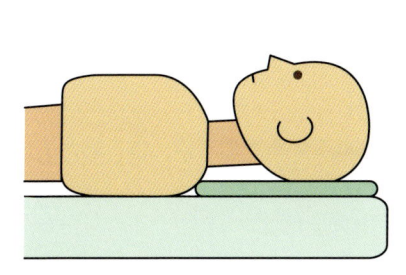
頭部と胸部で重さを支えている状態。頸椎が動きやすく、頸を動かしやすい。唾液の飲み込みも容易

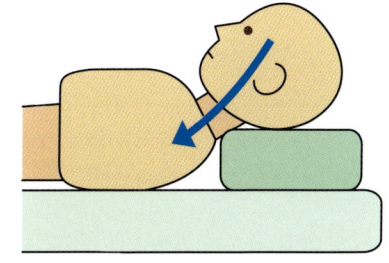
枕が高すぎて、頭部の重さが頸椎に流れている状態。頸椎の動きを悪くし、唾液の飲み込みも悪くなる

図4　「支える場所」で重さを支えることと動きの関係

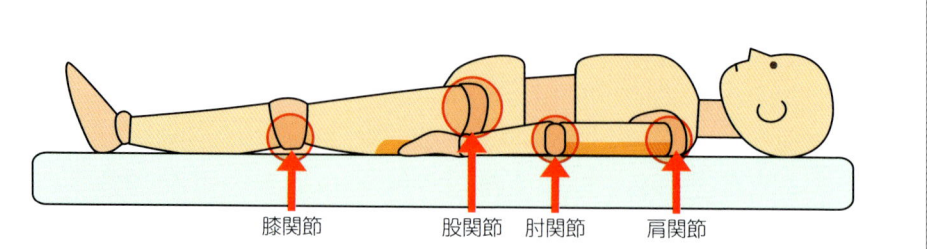

上腕・大腿部で重さを受け、肩関節、肘関節、股関節、膝関節に負荷がかかっていなければ、スムーズに関節は動く

図5　全身（仰臥位）で見たときの重さを支えることと動きの関係

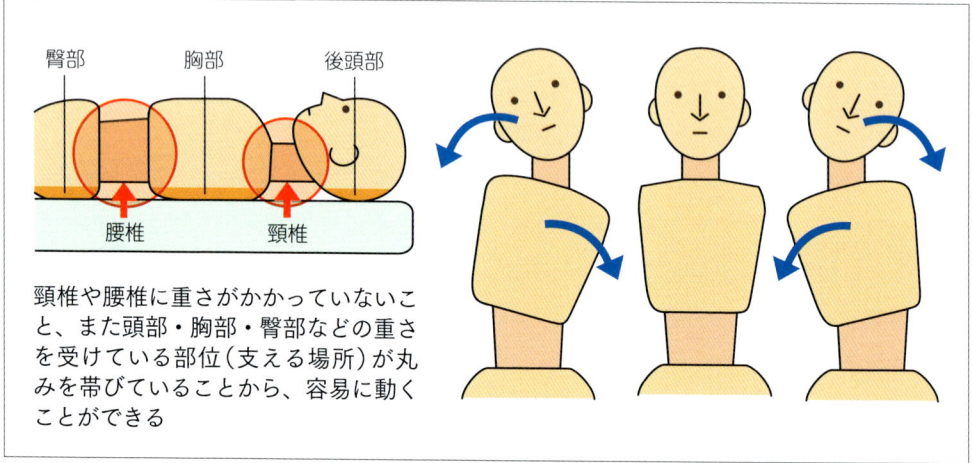

頸椎や腰椎に重さがかかっていないこと、また頭部・胸部・臀部などの重さを受けている部位（支える場所）が丸みを帯びていることから、容易に動くことができる

図6　胸部と臀部に重さをかけ、腰椎に負荷がかかっていないときの動き

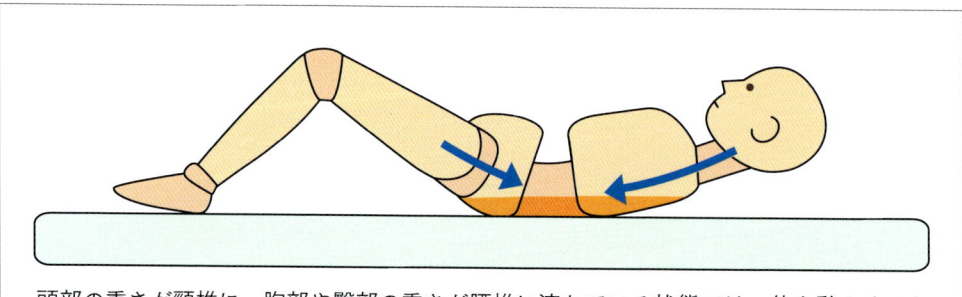

頭部の重さが頸椎に、胸部や臀部の重さが腰椎に流れている状態では、体を動かすことは容易ではない

図7　骨盤が後傾した仰臥位における動きの状態

快適な姿勢は「動き」があって初めて成り立つ

　私たちが、眠り込んで無意識の状態でも体を動かし、体圧や体温調整などのために、寝返りやごそごそと体を動かすことができるのも、このように「支える場所」と「動く場所」の関係が保たれているためといえます。

　眠り込んだときだけでなく、私たちは、ベッドに横になったときにも、まず体をごそごそと動かし、さらに頭を枕上でごそごそと動かす動作をします。これらは、重さを受けるべき場所に乗せ、関節の負荷をとって動きやすくするために、マットレスや枕といった環境を体に合った形にすることで、快適な姿勢をつくれるようにしているのです。つまり、快適な眠りを得るための動きやすい姿勢づくりをしているといえます。

　ですから、動きの援助が必要な人に対しては、この姿勢を変換したときの整え（最終的な姿勢づくりのサポート）が重要になります。

　動きやすい環境を整える姿勢管理というと、自力で動ける人に対して行われるものであり、寝返りや起き上がりなどのすべての動作に援助を要する人には関係ないと思われることが少なくないように感じます。しかし本来はそのような人も含めたすべての人に動きやすい姿勢管理は必要です。

● 動きやすい環境を整える姿勢管理は、すべての人に対して行う必要があります。

　さらに「動き」についてもっと広い視点でとらえる必要があります。たとえば「呼吸」も動きです。呼吸は、肋骨の動きがあって初めて、しっかりできます。寝ていても呼吸が楽にできるのは、胸部全体で重さを支え、肋骨が動きやすい状態になっているためです。脊椎の部分は凹んでいるため、背部は脊椎の両側で重さを受け、脊椎と肋骨をつなぐ関節には重さがかかりません。そのため関節は動きやすくなり、寝ていても胸郭の動きが起こるため、呼吸がしやすくなります（図8）。

　このときにマットレスが柔らかすぎるものであったり、枕が高すぎたりすると、背中が丸くなるため、胸部全体ではなく、下部に重さが集中しやすくなります。この場合に、背中は単に丸くなるだけではなく、丸い背中は脊椎が突出しやすいため、胸郭の動きを悪くし、呼吸にも影響を及ぼすことになります。

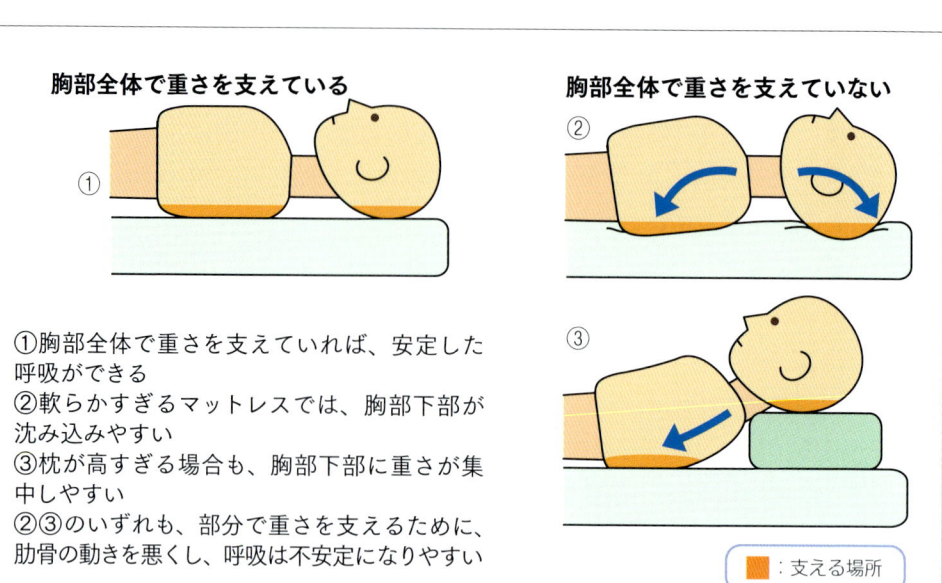

①胸部全体で重さを支えていれば、安定した呼吸ができる
②軟らかすぎるマットレスでは、胸部下部が沈み込みやすい
③枕が高すぎる場合も、胸部下部に重さが集中しやすい
②③のいずれも、部分で重さを支えるために、肋骨の動きを悪くし、呼吸は不安定になりやすい

図8 胸部全体で重さを支えている場合・支えていない場合の呼吸への影響

座位における「支える場所」と「動く場所」

次に、座位における「支える場所」と「動く場所」を考えてみます。

座位で重さを受けているのは、坐骨のある臀部・大腿部・足底です。車椅子に背張りやヘッドレストがある場合は、胸部・頭部も「支える場所」となり、アームレストがあれば、前腕も「支える場所」になります（図9）。

座る姿勢でも「支える場所」と「動く場所」の関係は同じです。臀部・胸部・頭部がきちんと積み重なっていれば、重さは臀部にかかるため、「動く場所」には負荷がかかりません。つまり、背筋をまっすぐにした座位姿勢では、頸椎や腰椎に重さがかかっていないため、頭を回旋させたり、体幹を回旋させることが容易にできます。

しかし、座位姿勢は重力の影響を受けやすく、体幹を支える筋力が弱いとくずれやすくなります。たとえば、骨盤が後傾し、胸郭が下がり、胸部下部から腰椎に重さがかかると、自然に頭部の位置も前方や後方へくずれます（図10）。このような頸椎や腰椎に重さがかかっている姿勢で、頸や体幹を回旋しようとしても、動くことは困難です。

ですから、座位でも、臥位と同様に、「支える場所」と「動く場所」を知り、姿勢を整えることが重要です。体幹の筋力が弱く、支持できないような方は、まっすぐな姿勢をつくることは困難なため、ベッドや車椅子上で背を後方へ傾けて、倒れないようにします。このときに、安易に傾けるのではなく、臀部・胸部・頭部といった「支える場所」と、腰椎・頸椎といった重さをかけてはいけない「動く場所」の関係を守って姿勢を整えれば、安楽な姿勢をつくることができます。

2章 姿勢と動作を理解するための基礎知識

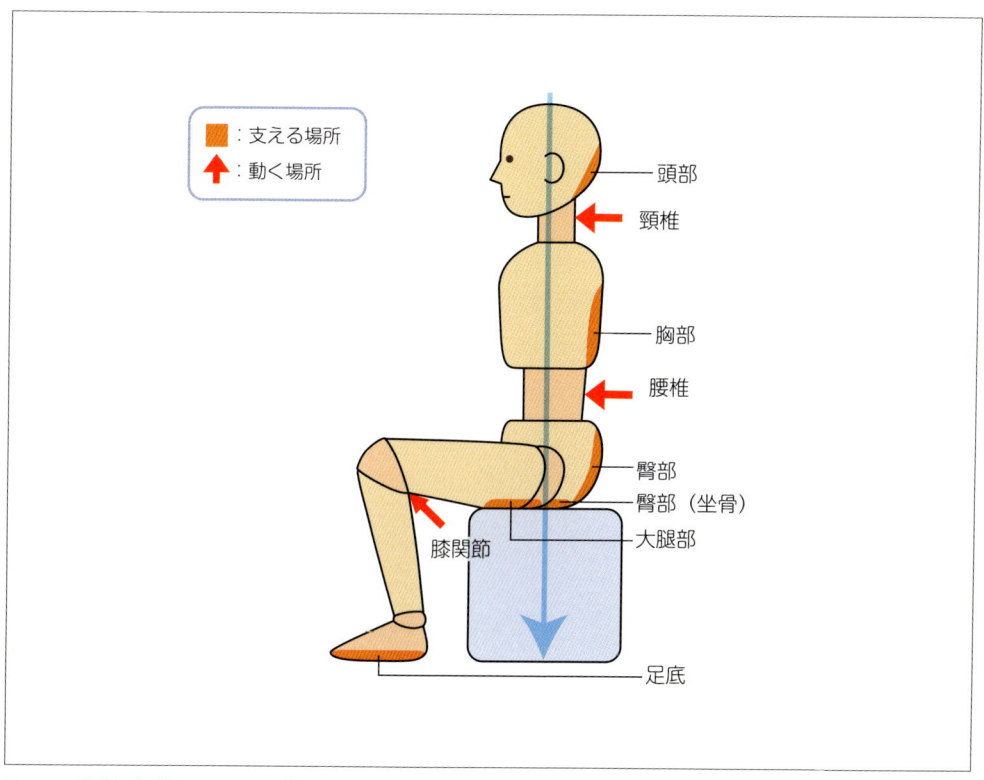

図9 座位姿勢における「支える場所」と「動く場所」

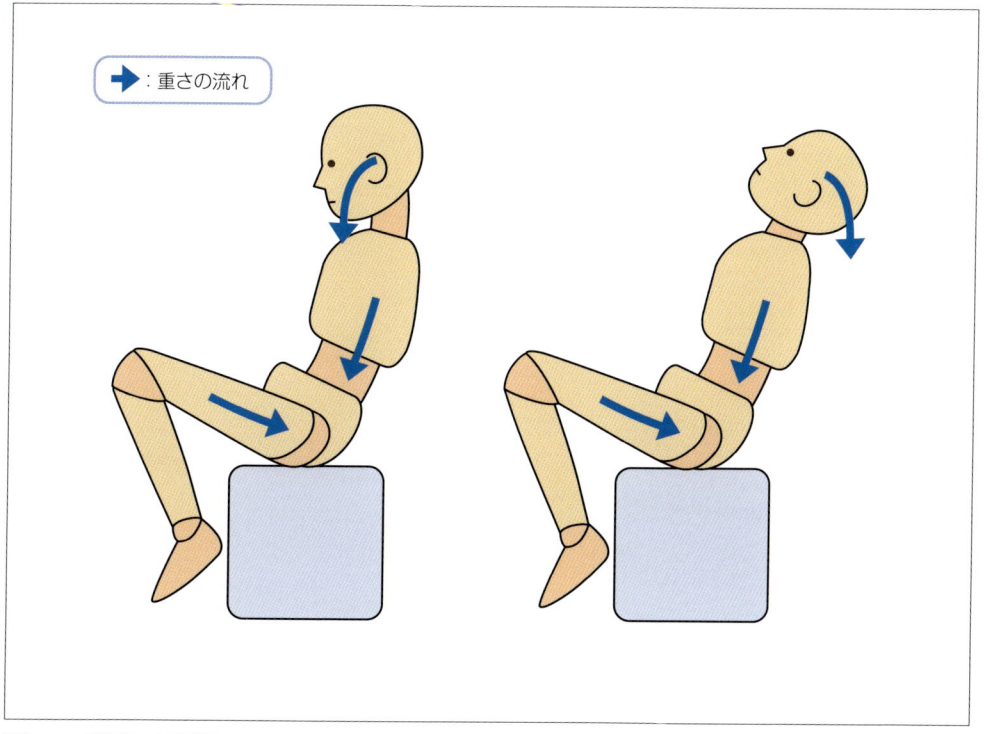

図10 骨盤が後傾している場合の座位姿勢

025

効果を上げる座位姿勢のために必要なのは

　座位姿勢は、食事や排泄、そのほか様々な活動や休息のためにとる姿勢です。活動のためには動きを保障できる姿勢をしっかりつくることが必須です。一方で、休息のための座位であっても、臀部（尾骨や仙骨部）や腰椎・頸椎に重さがかかっていることは、褥瘡の原因となり、また臥位と同様に、呼吸も不安定にさせます。さらに排泄場面での座位においては、常に腹部に頭部や胸部の重さが乗っているような状態のままでは、老廃物をしっかりと送り出すことはできません。

　もちろん、離床を促す目的での活動的な座位姿勢をとる時間をつくることは大切ですが、本当に効果を上げる座位がつくれているのか、今一度、見直してみてください。活動性向上のために離床を促すつもりの座位姿勢が、逆に悪い負荷をかけて二次障害をつくる原因となってはいないでしょうか。

- 座位姿勢においても「支える場所」と「動く場所」の関係を守って、安楽な姿勢をつくることが大切です。
- 座位姿勢のつくり方次第で、活動性が上がることもあれば、逆に状態を悪化させてしまうこともあります。

臥位姿勢における姿勢管理のポイント

仰臥位

　ここで、もう一度仰臥位での「支える場所」と「動く場所」を確認します。

　図11の下図の拘縮モデルでは、通常の場合と比べて体重を受ける面積が圧倒的に小さいのがわかると思います。それにより局所圧が高くなることで、褥瘡が発生します。また、支える場所がないパーツは、筋肉に負荷がかかり、緊張の高い状態が続くことで拘縮が生じるなど、悪化の傾向をたどります。さらに、頭部の重さが頸椎へ、頭部と胸部の重さが腰椎へ、大腿部の重さが股関節へと、「動く場所」に重さをかけることで、動きを悪くするだけでなく、継続的に重さをかけ続けることで関節の動きを悪化させ、それによっても拘縮を生じることになります。

　このように、人は不良姿勢をとることによって、褥瘡や拘縮などの二次障害を起こします。

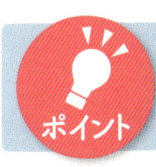

> **ポイント**
> ● 不良姿勢は筋緊張を招き、それが原因で拘縮や褥瘡などの二次障害を引き起こすことを理解しましょう。

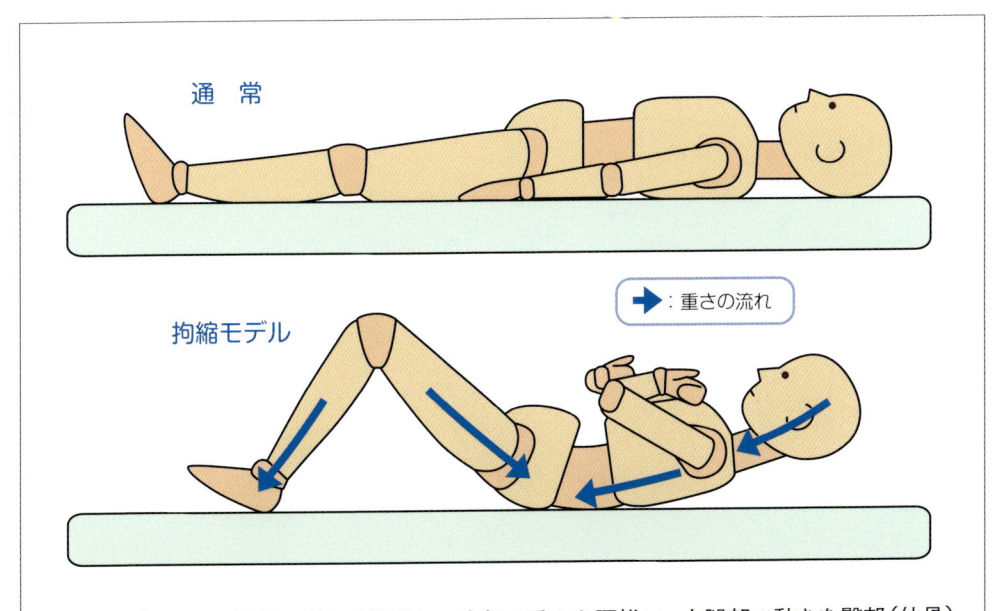

拘縮モデルでは、頭部の重さを頸椎に、胸部の重さを腰椎に、大腿部の動きを臀部（仙骨）に、下腿部の重さを足部（踵）にというように重さが流れている

図11　通常の仰臥位と拘縮モデルの仰臥位との比較

身体の傾きが及ぼす影響

　身体の傾きは、縦方向だけに起こるのではありません。左右にも、斜めにも、傾きは起こります。それも一方向だけに傾きやゆがみが起こるのではなく、一方向にゆがんだときには、ほかの方向にもゆがみが生じます。真上から見てみると、横へゆがんだ姿勢は、必ず体の奥行きの方向にもゆがみが生じていることがわかります。このようなゆがみが生じることで、局所の圧も上がります（図12、13）。

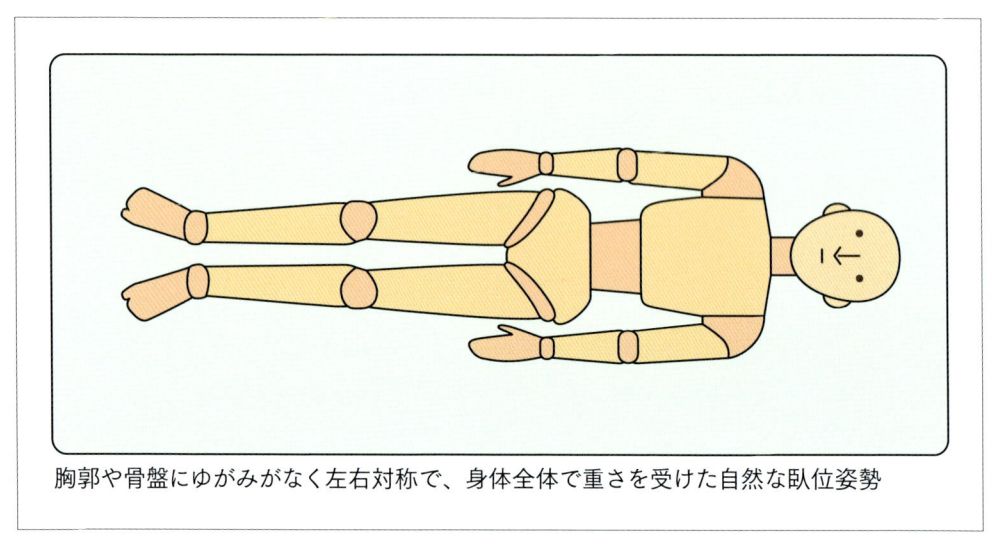

胸郭や骨盤にゆがみがなく左右対称で、身体全体で重さを受けた自然な臥位姿勢

図12　通常の仰臥位を上面から見たところ

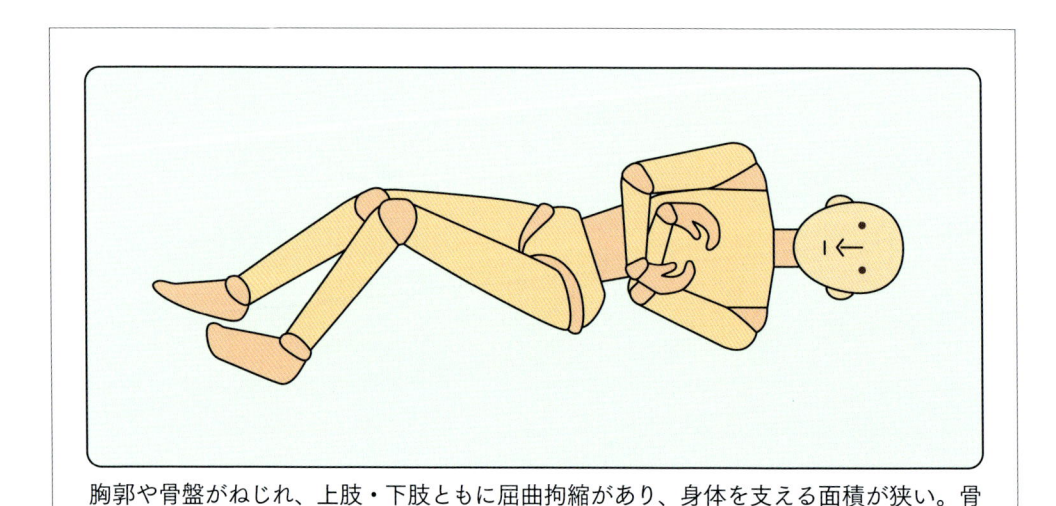

胸郭や骨盤がねじれ、上肢・下肢ともに屈曲拘縮があり、身体を支える面積が狭い。骨盤のゆがみで下肢は一側へ倒れ、それによりさらに骨盤のねじれが悪化していく

図13　拘縮モデルの仰臥位を上面から見たところ

側臥位

　側臥位でも、身体の重さを受けているのは、頭部・胸部・上腕・前腕・臀部・大腿部・下腿部であり、頸椎・腰椎・股関節・膝関節・足関節などには重さがかかっていません。

基底面の広い安定した側臥位
上肢・下肢を軽く曲げ、やや前方に体重がかかった姿勢をつくることで安定する

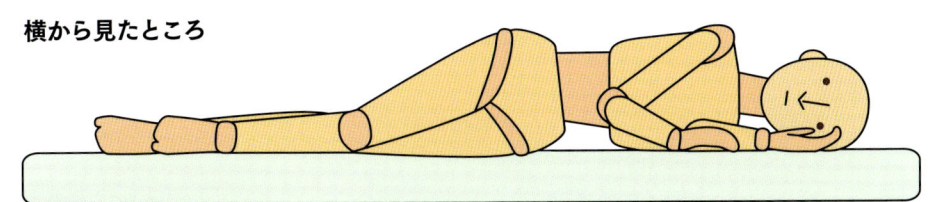

横から見たところ

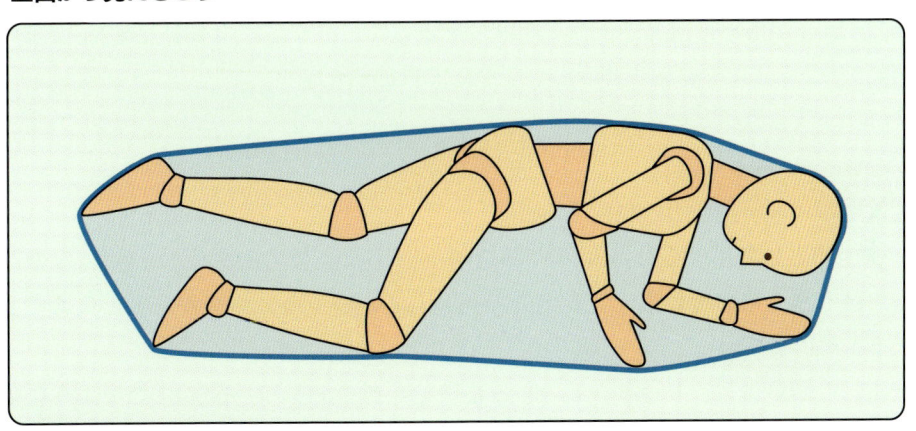

上面から見たところ

基底面の狭い不安定な側臥位

上面から見たところ
不安定なため、筋緊張が亢進する

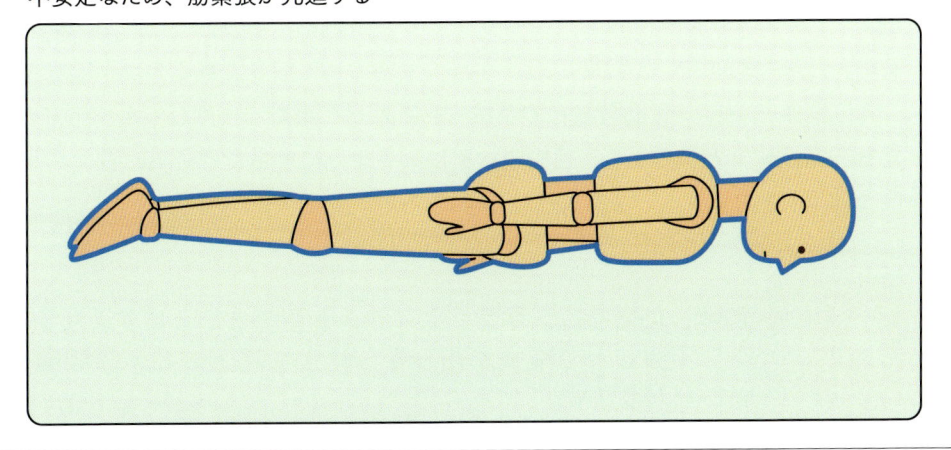

図14　安定した側臥位と不安定な側臥位

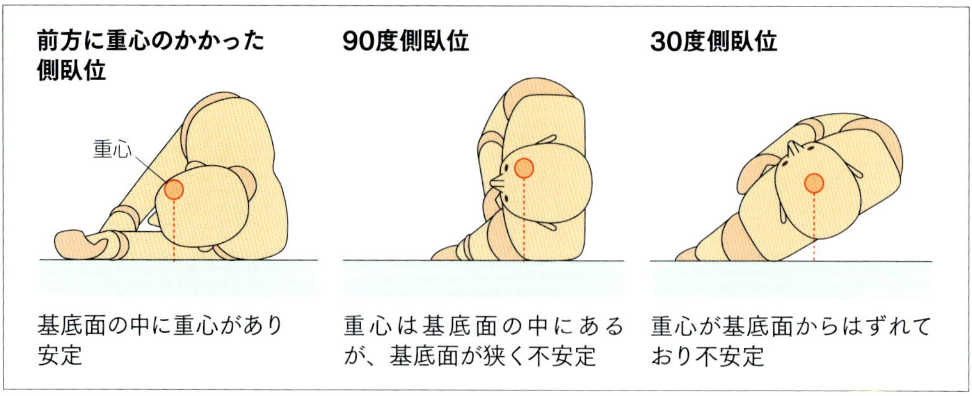

前方に重心のかかった側臥位	90度側臥位	30度側臥位
重心		
基底面の中に重心があり安定	重心は基底面の中にあるが、基底面が狭く不安定	重心が基底面からはずれており不安定

図15　側臥位の角度による安定性

　側臥位は仰臥位と異なり、体幹で支える面積が狭く、その形状からも不安定な姿勢といえます。そのため、基底面と重心の関係から、上腕と大腿部にしっかり重さがかかり、重心が前方に落ちるような側臥位をとることが安定につながります。この「安定」は、リラックスや動きやすさにつながります（図14）。

不安定な30度側臥位

　褥瘡予防として用いられる30度側臥位は不安定な姿勢であり（図15右）、そのため単に角度を考えるのではなく、安定性が得られるポジショニングが必要となることがわかると思います。

　安定した側臥位は、リラックスできる姿勢でもあります（図15左）。このような姿勢は全身の筋緊張が緩和しやすく、また胸部では横方向に体重がかかることで、胸郭は緩み、呼吸も楽になります。嚥下に問題がある場合には、流涎を誤嚥する危険性も減ります。

　このリラックスできる側臥位を日常の姿勢として積極的に取り入れていきたいところですが、自力で動けない、介助の必要な方の姿勢として取り入れるのが不安な場合には、体位変換やおむつ交換時などでサポートに入った際に、一度しっかり前方へ重心が落ちる側臥位をとってから、目的のケアに入るようにするだけでも、身体の柔軟性を保つ効果があります。

> **ポイント**
> - 安定した姿勢は、リラックスできる姿勢といえます。リラックスすることで緊張が和らぎ、呼吸や嚥下の問題の軽減にもつながります。
> - 安定した側臥位をとることで、身体の柔軟性の保持・向上も図ることができます。

姿勢管理によって動ける状態に身体を整えていく

　身体を動ける状態に整えていくためにも、安定・安心・リラックスできる姿勢をとることが重要です。筋緊張や拘縮により強張った身体では動くことはできません。そのため姿勢管理では、これらの問題を緩和できる姿勢をとることを目指していきます。

重さの流れを確認する

　姿勢のアセスメントを行い、身体の傾きのある部位の観察と、そのことによる影響を分析します。重さの流れを確認し、どこの重みが、どこに移動して、どこの局所圧を上げているかを把握するようにします（図16）。

→：重さの流れ

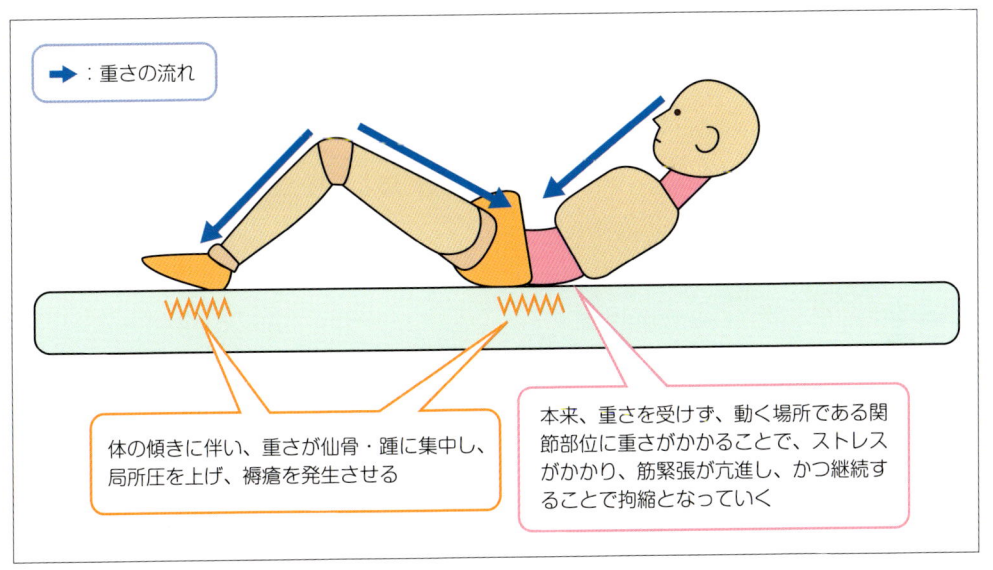

体の傾きに伴い、重さが仙骨・踵に集中し、局所圧を上げ、褥瘡を発生させる

本来、重さを受けず、動く場所である関節部位に重さがかかることで、ストレスがかかり、筋緊張が亢進し、かつ継続することで拘縮となっていく

図16　重さの流れを確認する

> **ポイント**
> - 姿勢が悪い場合には、何が問題でそうなっているのか分析することが重要です。
> - アセスメントの際には、マットレスによる影響、介助方法による影響など環境面を見ることも必要です。

各々のパーツで重さをしっかり支えるようにする

　局所圧を解消するために、どこで重さを支えればよいかを探っていきます。重さをどこで受ければ楽になるかをアセスメントし、支える場所のそれぞれのパーツでしっかり重さを受けることを考えます。

　重さをどこで受ければよいかがわかりづらいときには、ベッドと対象者の体の間に、介助者の手を入れて支えるべき場所を確認するようにします（図17）。

　「支える場所」が把握できたら、それらの場所に土台となるようにしっかりクッションを差し込むようにします。重さを移動させたい方向を意識しながら、体をクッションにしっかり乗せるようにしましょう（図18）。

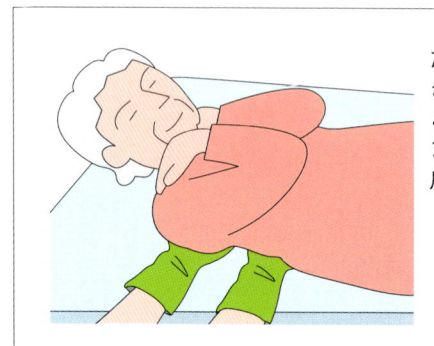

たとえば、背部など「支える場所」に手を入れたときに、重さを感じる場所がある。クッションはそこまで差し込むことが大切である。「支える場所」までクッションが入っていると、対象者の胸郭が広がり、頸椎に緩みが感じられる

図17　支える場所がわかりづらいときには手を入れて確認する

➡：重さの流れ

「支える場所」に土台となるようにしっかりとクッションを差し込む。重さを移動させたい方向を意識して、身体をクッションにしっかり乗せる

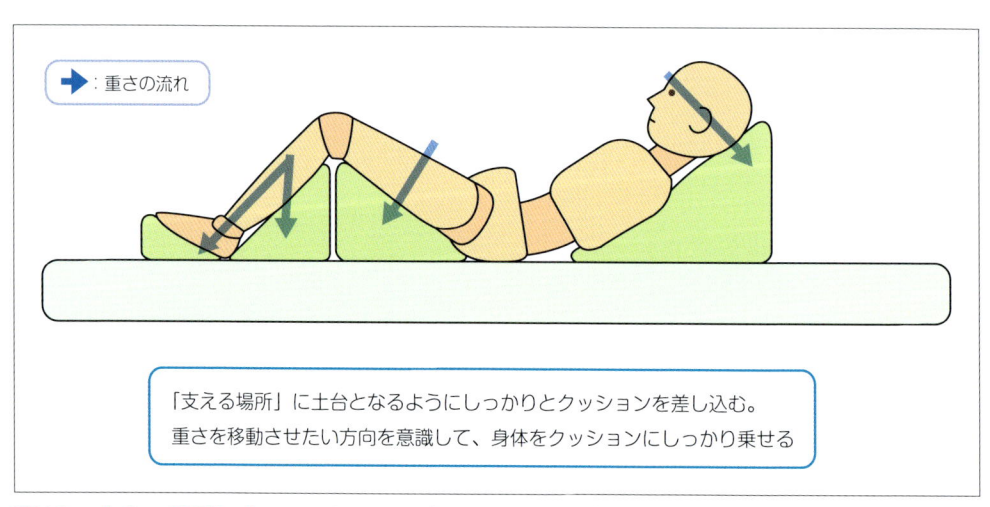

図18　支える場所の各々のパーツで重さをしっかり支えるようにクッションを差し込む

座位姿勢における姿勢管理のポイント

　前述のように、座位で重さを受けているのは、座骨のある臀部・大腿部・足底です。車椅子など背張りがある場合には、臀部のほかに胸部、ヘッドレストがあれば頭部、アームレストがあれば前腕も重さを受ける場所（支える場所）となります（図19）。

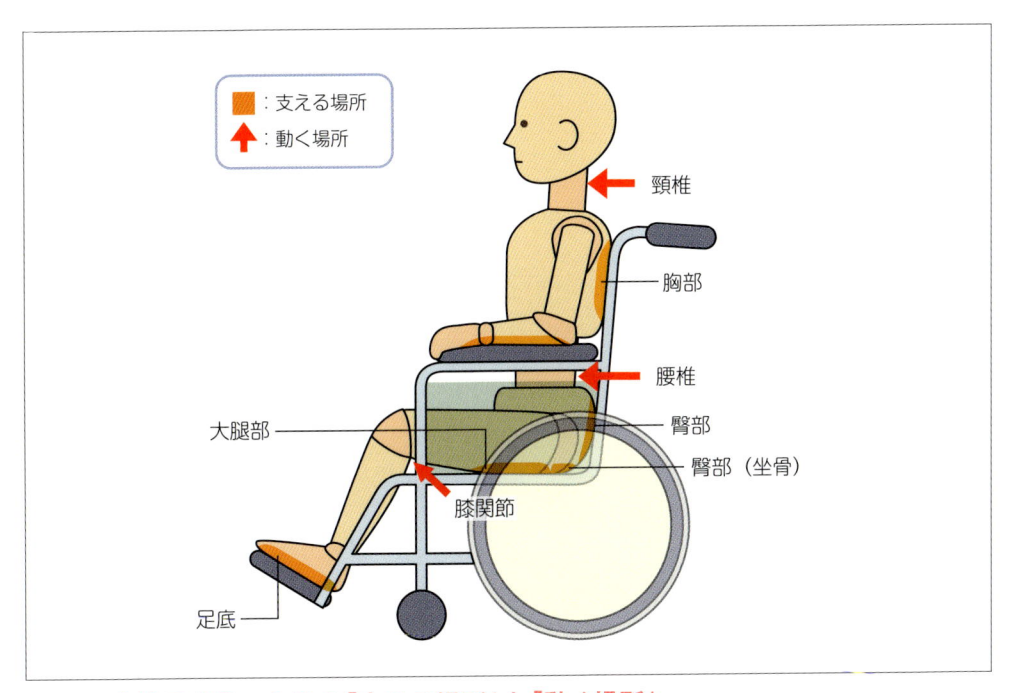

図19　車椅子座位における「支える場所」と「動く場所」

車椅子上での座位姿勢

　「支える場所」にきちんと重さが乗った座位姿勢は安定しており、頸椎、腰椎などに負担がかからず、活動も容易になります（図20）。

　座位は、臥位と比べて重力の影響を大きく受けやすく、安定した姿勢をつくらなければ、くずれの原因となります。図21のように臀部が前方にずれ、骨盤が後傾することによるくずれや、左右への傾きなどのくずれもよく見受けられます。

側面	正面
胸部・臀部・大腿部・足部の支えがしっかりしているため、安定している	肩や骨盤にゆがみのない自然な姿勢

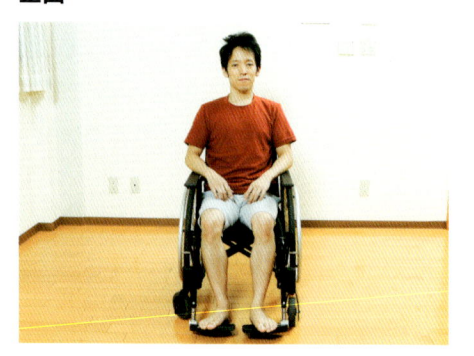

図20　車椅子での座位姿勢

	側面	正面	コメント
臀部が前方へずれた座位			臀部が前方へずれると両大腿は外へ開きやすく（外転外旋）、重さを支えにくくなる。骨盤は後方へ倒れることで、胸郭が引っ張られ、下方へ重さがたまり、頭部も傾きやすくなる
臀部が大きくずれた座位			さらにずれがひどくなると、大腿部は浮き（屈曲）、骨盤はより後方へ倒れる。足底も接地困難となる。このような座位をとることで拘縮はより悪化していく
左右へのねじれが入った座位			片麻痺などがあり、臀部への重さのかかり方に左右差があると、体幹・頭部は傾き、下肢にもねじれが起こる

図21　くずれた座位姿勢

2章　姿勢と動作を理解するための基礎知識

シーティング：車椅子上での座位姿勢の整え

車椅子上の座位では、臀部をしっかり奥に入れ、左右の臀部に均等に重さがかかるようにする。さらに大腿部・足部にしっかりと重さを乗せ、胸を開くように体幹を背張りに乗せるサポートを行う（**Lec 1〜2**）。

Lec 1　臀部のくずれがみられる場合の車椅子上の座位姿勢の整え

臀部を奥まで入れ、大腿部・足部に重さを乗せ、胸部を背張りに乗せます。臀部のずれを防ぎたいときや活動時には、前方に重心を落とすように、背部にクッションを入れたり、上肢を乗せるクッションやテーブルを使用します。

シーティング後の重さの流れ（→）と骨盤・骨格のゆがみの改善

側面　　　　　　　　　　　　　　　正面

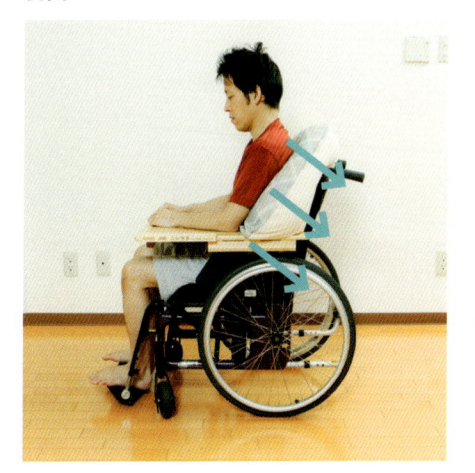

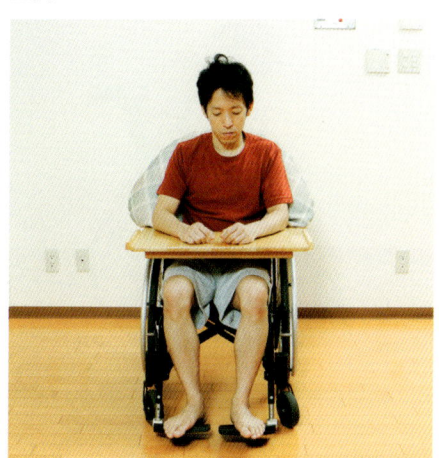

テーブルの上にクッションを使用

側面　　　　　　　　　　　　　　　正面

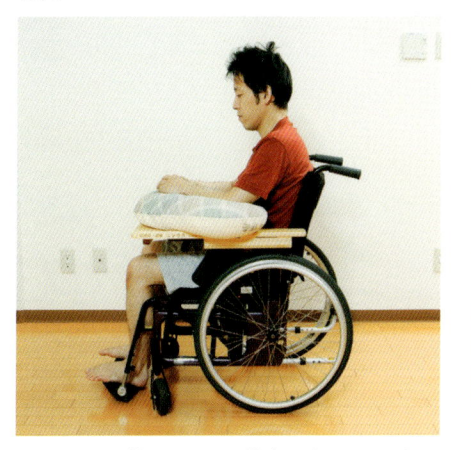

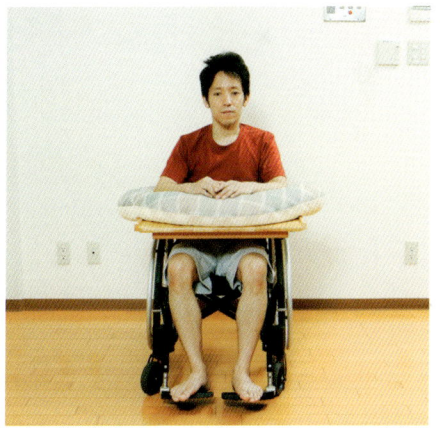

クッションを使用すると、前腕に重さがかかりやすい。前腕を置く場所に少し高さを付けると、胸部の重さが背張りに乗りやすくなる

> **コラム** ## こんな休息姿勢をとるようにしよう!!

姿勢が不安定な対象者の場合、臥位でも、車椅子座位でも、後方へ身体をあずけた後方重心の姿勢が1日の中で圧倒的に多くなります。そのようなケースでは、身体の柔軟性を保つためにも、前方に重心が落ちる側臥位と併せて、このような前方に重さをあずける座位での休息も取り入れたいものです。生活の時間の中でのバランスを考えて、トータルな姿勢管理を行うことが重要です。

側面　　　　　　　　　　　　**正面**

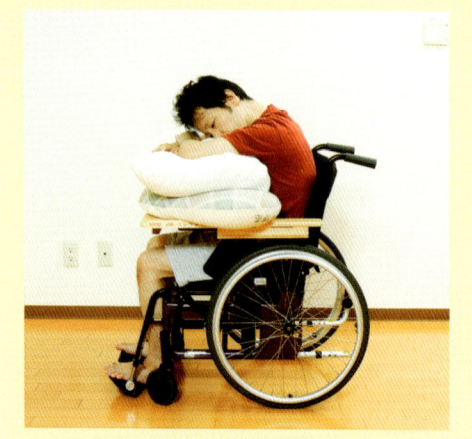

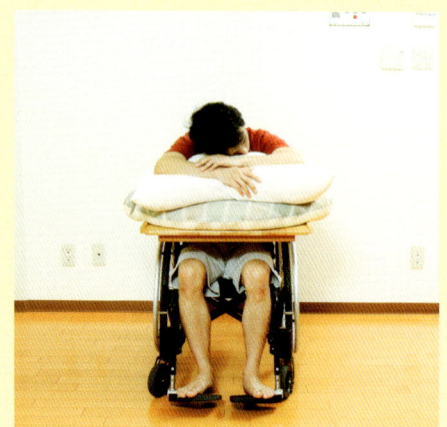

このときに頭部・胸部の重さを腰椎に流さないように、しっかりクッションで支える

> **ポイント**
> ● 身体の柔軟性の保持・向上のためには、前方に重心が落ちる側臥位、前方に重心が落ちるようにした座位などを生活の中に取り入れることが効果的です。

2章 姿勢と動作を理解するための基礎知識

Lec 2　片麻痺のあるケースのシーティング

アセスメント

①まず、骨盤・肩の高さを見て、どこから傾いているか、重さの流れがどうなっているかを確認します。

シーティング前の重さの流れ（→）

側面　　　　　　　　　　　　　正面

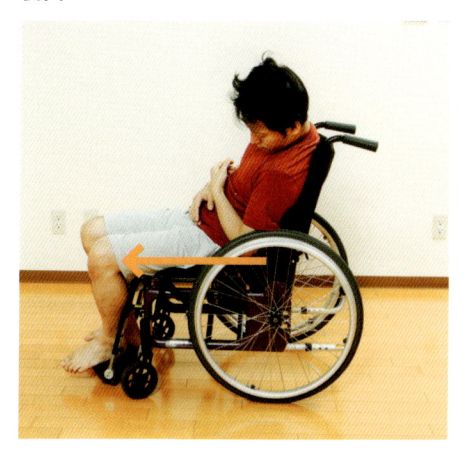

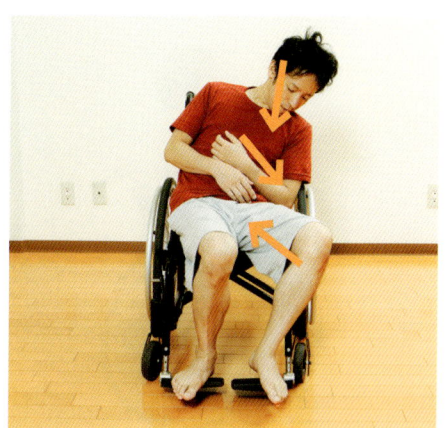

②続けて、どのような姿勢にしたいかを考え、そのためにはどこを支えて、重さの流れをどのように変えるべきかを検討します。

変えたい重さの流れ（→）とクッションの挿入部位（○）

側面　　　　　　　　　　　　　正面

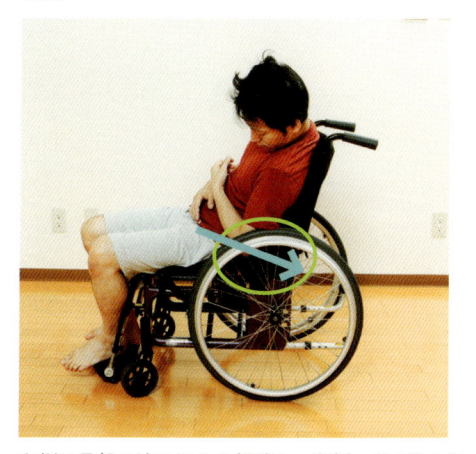

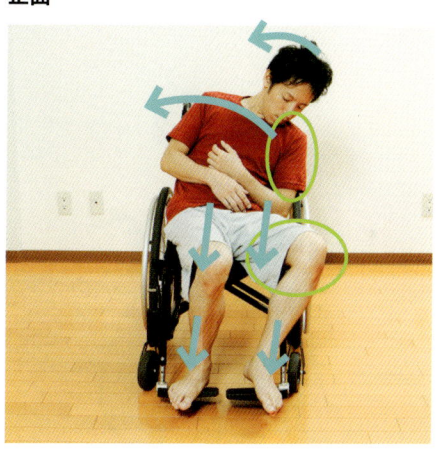

左側の骨盤の沈み込みを解消し、右側へ重さをかけ、左側の体幹を伸ばして後方の背張りに重さをあずけられるようにする

037

シーティング

片麻痺などで左右の重さのかかり方に差があって傾く場合には、骨盤や肩の左右の高さをできるだけそろえ、傾きやねじれがないように整えます。このようなケースでは、沈み込んでいる側の骨盤・大腿部・体幹をクッションでサポートします。

シーティング後の重さの流れ（→）と骨盤・骨格のゆがみの改善

側面 正面

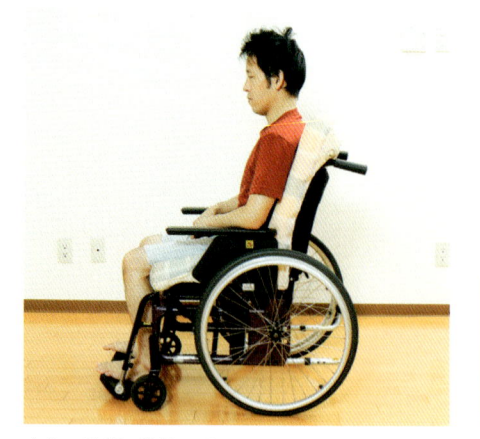

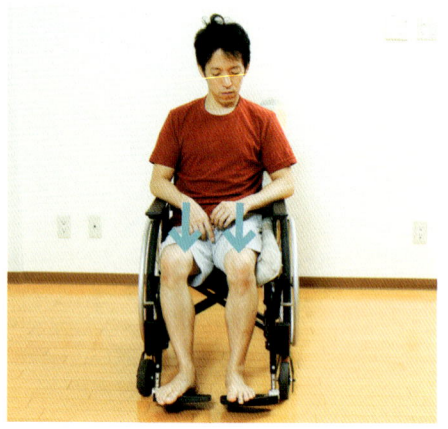

左右の臀部に均等に重さがかかるように、傾いている側の大腿部や背部にクッションを差し込み、整える

膝上にクッションを追加
上肢の重さが体幹の傾きを誘導することもあるため、膝上にクッションを置き、その上に腕を乗せて高さを整え、重さを支えるようにします。

側面 正面

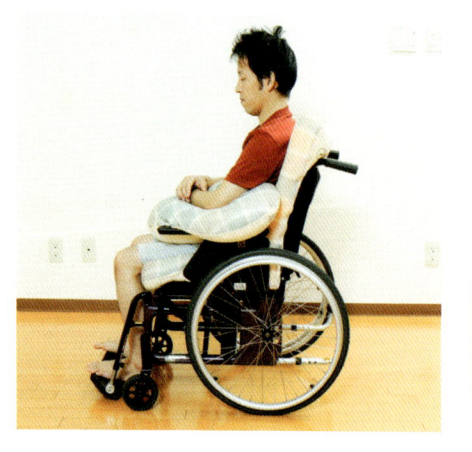

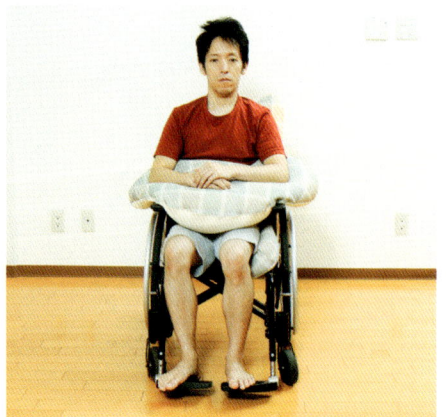

ティルト・リクライニング機能付き車椅子を使用したシーティング

　私たちが座位姿勢を保持しながら長時間過ごすことができるのは、動きがあるからです。一方で、体動が弱い、あるいはない人にとっては、どんなに良い姿勢をとっていても、長時間その座位姿勢でいることは苦痛だといえます。

　そのような対象者には、ティルト・リクライニング機能付き車椅子の使用が有用です。ティルト・リクライニング機能のある車椅子は、単に身体が支えられないから傾かない角度をつくるという目的で使用するものではありません。生活の中で少しずつ角度を変え、圧のかかる位置を変えていくことで、快適な座位をサポートするために使用します（Lec 3〜4）。

Lec 3　ティルト・リクライニング機能付き車椅子を使用したシーティング

側面　　　正面

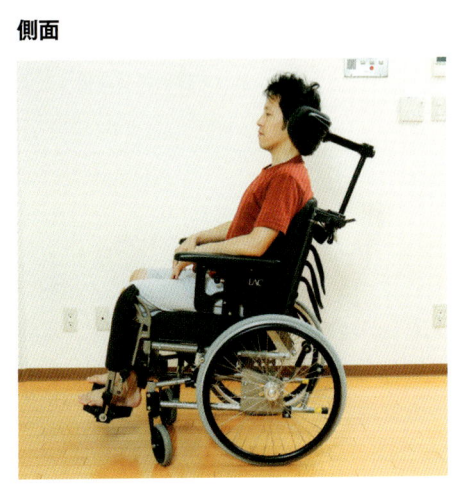

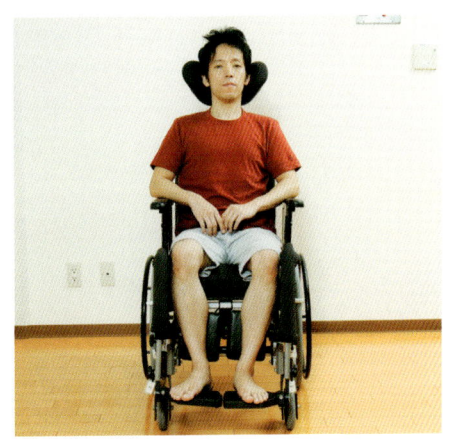

ティルト 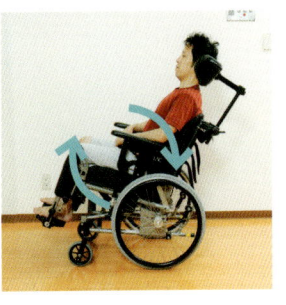　　　リクライニング

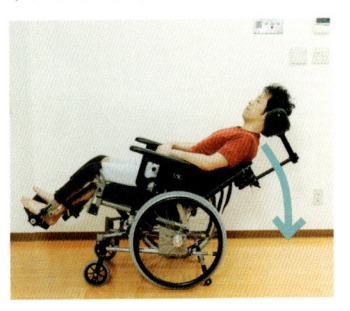

ティルトを使用し、リクライニングすることで、身体のずれも防ぐことができる

❌ ティルト・リクライニング機能付き車椅子を使用したシーティングの悪い例

ティルト・リクライニング機能付き車椅子を使用しても、座位の整え方がわかっていないと、不良座位となり、対象者にとって不快な姿勢となります。

側面　　　　　　　　　　　　　　　　　**正面**

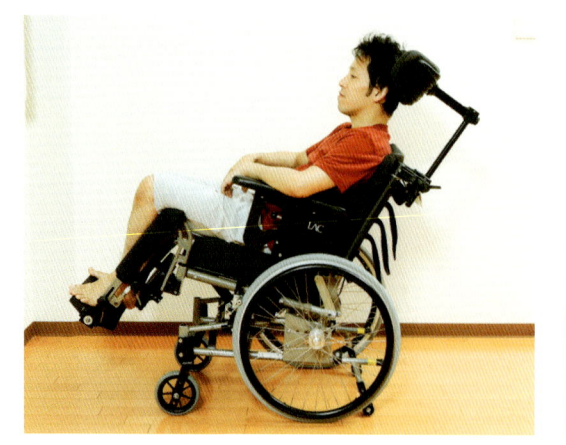

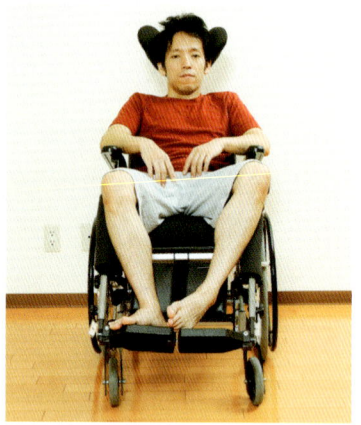

臀部をきちんと後方に入れていないと、骨盤は後傾し、ティルト・リクライニング機能付き車椅子を使用していても、臀部の支えは不良となり、胸郭のくずれも起こりやすい

Lec 4　ティルト・リクライニング機能付き車椅子＋テーブルの使用

前方ティルトとテーブルを使用すると、前方に重心が落ちる座位がつくりやすく、活動につなげることができます。

前方ティルト＋テーブルの使用

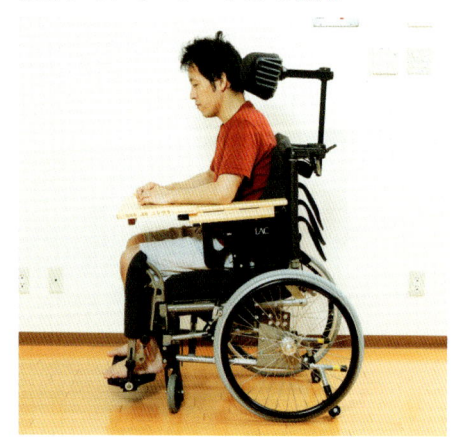

自然な動きを導く

持ち上げる動作介助が及ぼす影響

　私たちが、日常の動作を重力に逆らって頻繁に体を持ち上げるようにして行った場合（すなわち、垂直方向への力ばかりかけると）、疲労はとても大きくなります。一方、ケアにおいても持ち上げる動作介助は、対象者のすべての体重を支えなければならないため、介助者は腰を痛め、体力も大きく消耗することになります。このことは大きく移動介助を行うときだけでなく、体の一部分を動かすときにもあてはまります。

回旋と体重移動により動きを導く

　では、負担の少ない動作介助とはどのようなものでしょうか。

　私たちの日常の動きを考えたときに、回旋を利用して体重移動を行うことが動きの基本となっています。しかし、動作介助を行うほとんどの人は、引っ張る、引き上げるといった「直線動作」で動作介助を行おうとしているのです。

　さぁ、あなたの身体を使って実践してみてください。

　普通の椅子に深く座って、椅子の背にもたれた姿勢をとります。そこから、意識的に、身体を左右に決して振らずに立ち上がり動作につなげてみてください。

　次に、左右どちらかの臀部・大腿部に重さを移しながら、立ち上がってみてください。いかがですか。後者の回旋の入る動きのほうが楽に立ち上がれることがわかると思います。

　私たちは、大きなエネルギーを使わず、楽に動くために、回旋を伴う動きで動作を行うことが少なくありません。

　介助を行うときにも、回旋の動きを引き出すように重さを移します。回旋を引き出すことで対象者の身体の中で、パーツからパーツへと自然に重さの移動が起こります。そうすると介助者は対象者の体重をすべて支えることがないため、力任せに動かす必要もなく、対象者に痛みや違和感を与えずに介助することが可能となります。痛みや違和感などの「嫌な刺激」は、人の筋緊張を亢進させやすく、これが繰り返し行われることで筋肉が硬くなり、拘縮へとつながっていきます。拘縮は褥瘡のリスクであり、褥瘡が生じることで介助はさらに困難になっていきます。したがって、安楽な介護のためにも、褥瘡をはじめとする二次障害予防のためにも、自然な回旋と体重移動を用いた方法による介助を行うことが大切です。

以下に、回旋と体重移動を用いた身体各部の動かし方の良い例と、悪い例（持ち上げる方法）を示します（ Lec 5～7 ）。

Lec 5　各部の動かし方：頭部

良い例	悪い例
手の平に後頭部を乗せ（❶）、まず回旋させてあごを引いてから（❷）、頭頂部を上げる（❸）。	そのまま頭部を水平に挙上することで、頸椎には大きな負担がかかる。

ポイント
- 頭部の重さが、手の平ではなく、胸部に流れるように動かします。

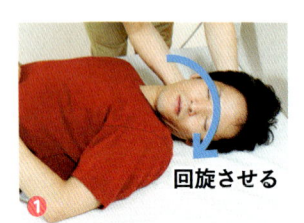

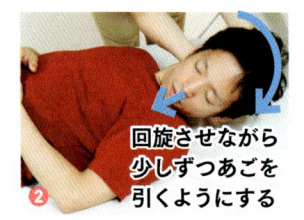

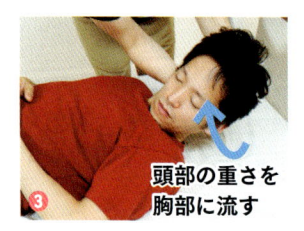

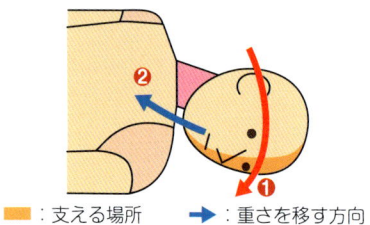

回旋させる

回旋させながら少しずつあごを引くようにする

頭部の重さを胸部に流す

■：支える場所　➡：重さを移す方向
■：動く場所　➡：回旋の向き

ポイント
- このようなケアを継続することは、頸椎の筋緊張を亢進させ、"食べる力"や"呼吸する力"を落とすことにつながります。

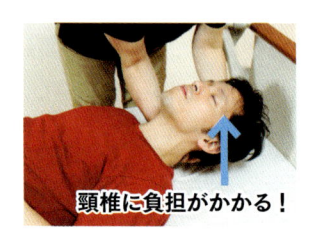

頸椎に負担がかかる！

2章 姿勢と動作を理解するための基礎知識

Lec 6　各部の動かし方：肩部

良い例	悪い例
胸部の重さを頭部に移動させる（頭側への重さの移動）（❶）。頭部に重さが乗ると自然に頸椎の回旋の動きが出て（❷）、側方へ重さの移動が起こる（❸）。	胸郭や肩を持ち（❶）、そのまま対側へ持ち上げて動かすと、頭部まで持ち上げられ引きずられる（❷）。介助者は重さを感じる。

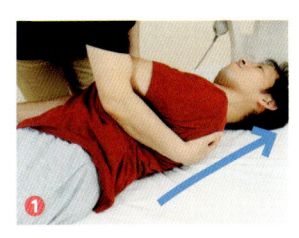

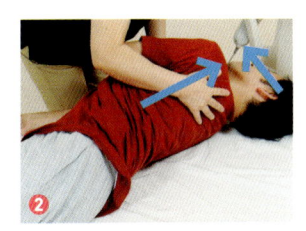

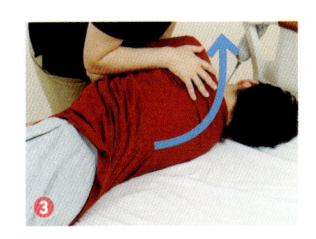

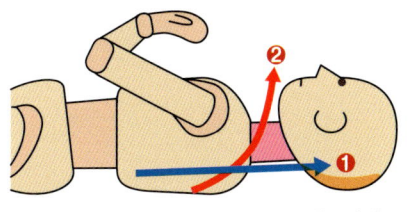

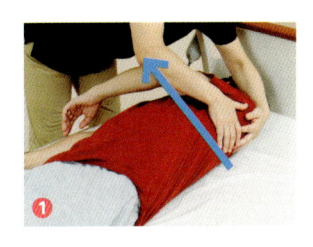

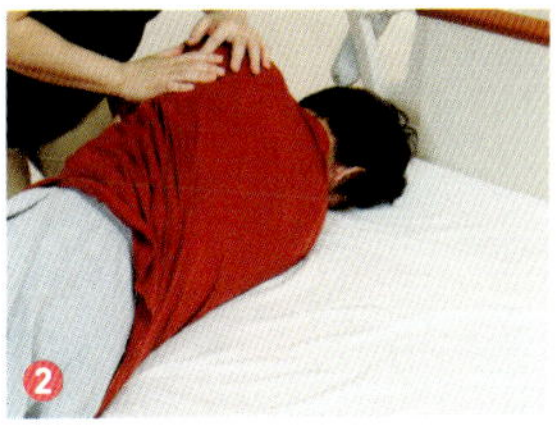

■：支える場所　→：重さを移す方向
■：動く場所　→：回旋の向き

043

Lec 7　各部の動かし方：骨盤

良い例	悪い例
臀部の重さを下肢（足側）に移すように下方に引くことで、回旋の動きが出て、側方への体重移動が起こる。	骨盤を対側へ持ち上げ、回転させることで、体幹や股関節に負担がかかる。介助者は重さを感じる。

■：支える場所　　→：重さを移す方向
→：回旋の向き

ポイント
- 自然な動きを引き出すためには、どの「支える場所」に重さを移せばよいかを考えること、回旋の動きを利用して重さを移すことが重要です。

3章
生活を支えるモーションエイド

基本の姿勢・基本の動作

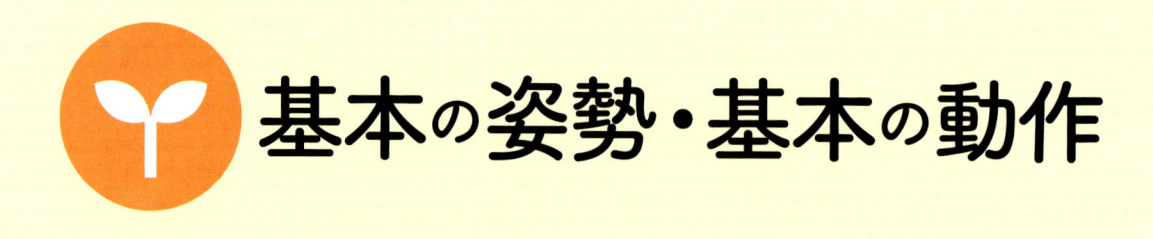

姿勢と動作の基本を理解する

　私たちが目指すモーションエイドを実践するためには、まず、姿勢と動作についての基本的な理解が必要です。

　人は活動する際に様々な「体勢」を用います。人の身体は24時間休みなく活動していますが、身体全体を見た場合に、その体勢に動きが少ない場合と大きい場合があります。大ざっぱにいえば、前者が「姿勢」で、後者が「動作」ということになります。

　「仰臥位から歩行」の流れをイメージしてみてください。この場合、直接ではなく、「仰臥位→起き上がり→立ち上がり→立位→歩行」という流れがイメージされたはずです。ただし、この流れはより詳細に分割することも可能で、この場合には、上記の各動作間に休止点としての「姿勢」が浮かび上がってくるはずです。これはさらに分割していくことも可能で、最終的にこれら姿勢と動作は、あたかも動画フィルムの1コマのようになり、そこまでいくと姿勢と動作の区別さえなくなっていきます。このことは動作の出発点や帰結点として姿勢があり、姿勢から姿勢への変更には必ず動作を介在するといった、姿勢と動作が分かちがたく結びついていることの証でもあります。

　人は姿勢をプラットフォームにして各種の動作を繰り出し、また姿勢に戻っていきます。このとき、プラットフォームである姿勢が正しく安定的であるということが、そこからの動作のスムーズさや安定性を保障しています。逆もまた真で、動作の正確さや安定性が損なわれると戻るべき姿勢にも悪影響を与えることにもなります。そのため、私たちは姿勢と動作を分けて考えるのではなく、それを一体的なものとして援助する必要があります。そして、姿勢と動作を一体的なものとしてとらえようとしたとき、そこに基本的な体勢を見出すことができるはずです。たとえば、姿勢においては、立位、座位、仰臥位、側臥位があり、動作では、歩行、起き上がり、移動・移乗などがあり、ヒップウォークなどもそこに含まれます。

　本章では、これら姿勢と動作のスムーズな援助の方法を、その種類ごとに解説していきます。

3章　生活を支えるモーションエイド

基本の姿勢・基本の動作

姿勢と動作は分かちがたく結びついている

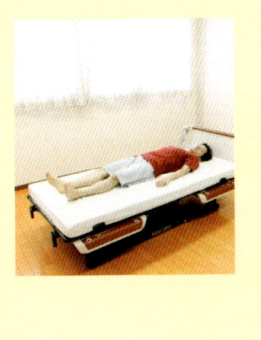

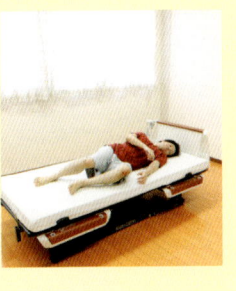

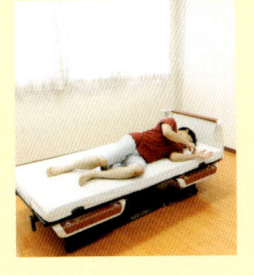

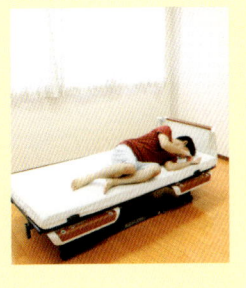

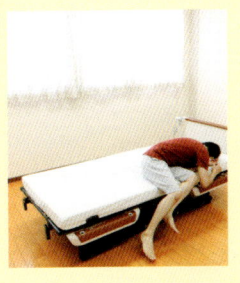

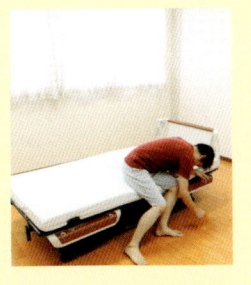

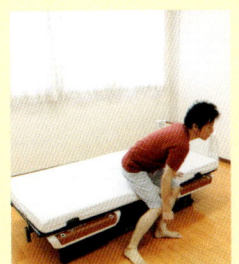

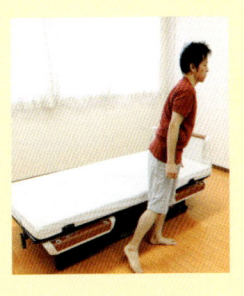

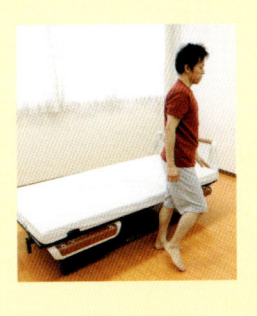

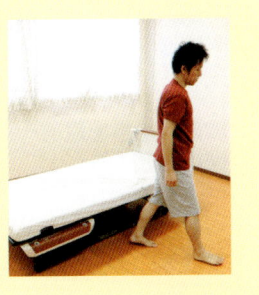

ベッド上での動き

寝返り

◎通常の寝返り（Lec 1）

寝返りが通常、どのように行われているかを理解しておきましょう。介助も同様に、自然な寝返りの動きに基づいて行います。

介助の前には、麻痺や拘縮などの有無や状態の把握もしておきましょう。

Lec 1　通常の寝返り（左側への寝返り）

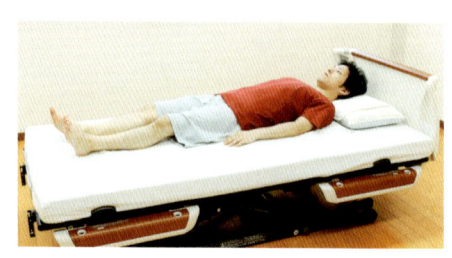

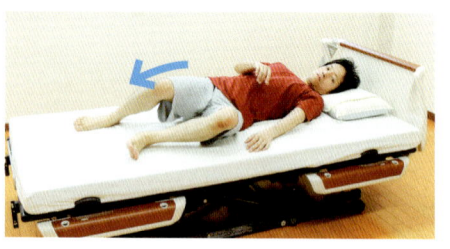

❶仰臥位

❷上肢・下肢を動かす　側臥位で「支える場所」となる上肢と下肢を同じ側に軽く広げる。右側臀部の重さを下肢（足底方向）に移しながら、体幹の回旋を出す

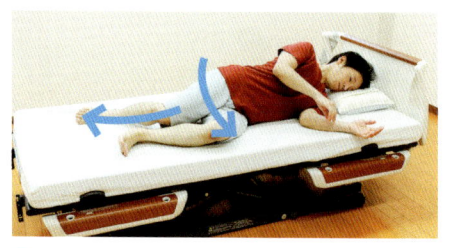

❸臀部の重さを足底に移動させ、回旋を起こす
臀部の重さが下方に流れることで、腰椎が動きやすくなり、回旋が起こる

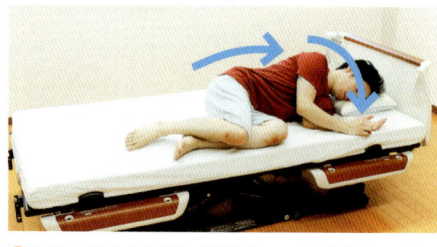

❹胸部の重さを頭部に移動させ、回旋を起こす
胸部の重さが頭部に移ることで、頸椎の回旋がしっかり起き、頭部の位置が安定する

臀部の重さを下肢へ移す（❶）ことで回旋が起こる（❷）

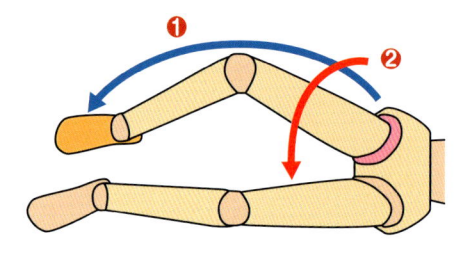

胸部の重さを頭部へ移す（❶）ことで回旋が起こる（❷）

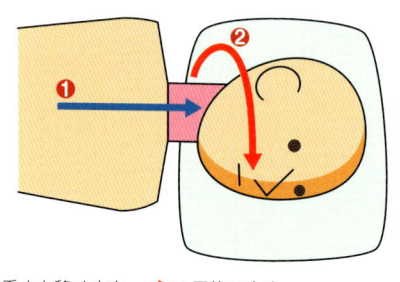

　：支える場所　　：動く場所　　➡：重さを移す方向　　➡：回旋の向き

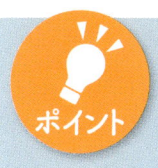

> **ポイント**
> - 臀部の重さを下肢へ、胸部の重さを頭部へ移すことで回旋を起こします。
> - 重さが下肢や頭部へと移り、側臥位になることで「圧が広がった」「安定・安楽な」体位となります。

◎腹臥位までの寝返り（Lec 2）

　腹臥位までしっかり寝返りするときには、臀部の重さをしっかり下肢に移しながら、体幹を反らせ（伸展パターン）、回旋を起こしていきます。体幹を反らせて胸郭の下部から動いていくことで、腹臥位になったときに胸郭全体に圧が広がり、呼吸が楽にできるようになります。

Lec 2　腹臥位までの寝返り（左側への寝返り）

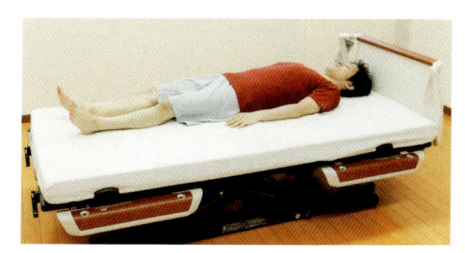

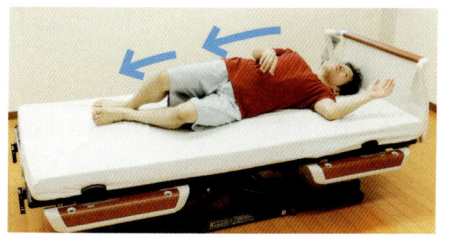

❶ 仰臥位

❷ 臀部の重さを足部に移動させ、回旋を起こす
臀部の重さをしっかり足部に移しながら、肩を下げながら体幹を反らせ（伸展パターン）、回旋を起こしていく

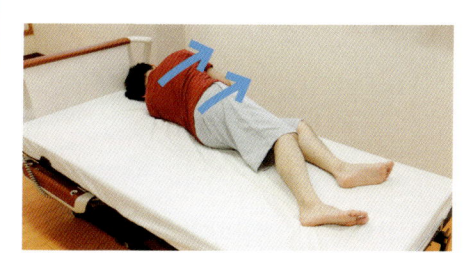

❸ 体幹を回旋させる　体幹を反らせ、胸郭の下部から動いていく

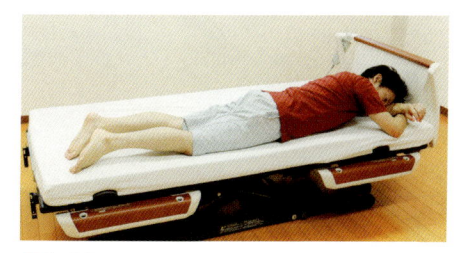

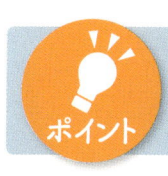

❹ 腹臥位

> **ポイント**
> - 圧が広がった、安定した体位をとることで、呼吸も楽にできるようになります。

寝返りの介助（Lec 3、4）

　自然な寝返りの動きを意識して介助を行いましょう。臀部から下肢へ、胸部から頭側へと、大きなパーツ（肩・骨盤など）の重さを移動するようにしていきます。このように重さを移動させ、最終的に回旋の動きを出すことによって、体圧分散された側臥位となります。

Lec 3　寝返りの介助（左側への寝返り）

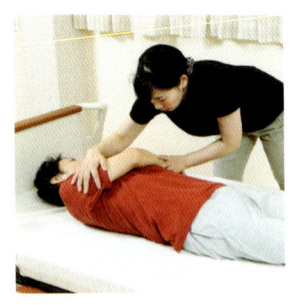

❶**重さ移動の準備**　頭部を移動する方向に軽く向ける。右上肢を体幹に乗せる

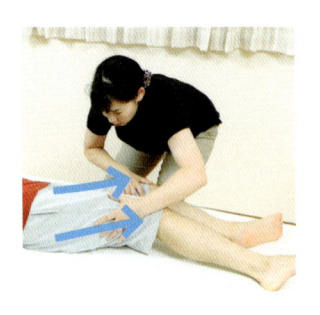

❷**重さ移動の準備**　左上下肢は側臥位時に支える場所となるように軽く広げる。右下肢も軽く左に曲げることで重さを移動させ、回旋が入りやすくなる

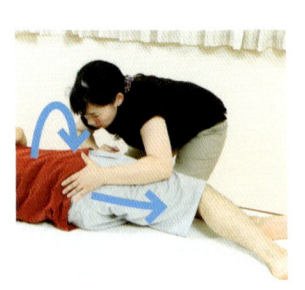

❸**臀部の重さを下肢に移動させ、回旋を起こす**　臀部の重さを下肢に移動させるように足側に引くことで、回旋を起こす

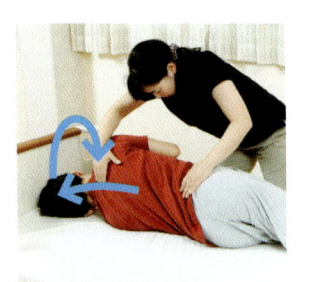

❹**胸部の重さを頭部に移動させ、回旋を起こす**　回旋が起こり、自然に胸郭が動いてきたら、胸部の重さを頭部に移しながら、上体も回旋させていく

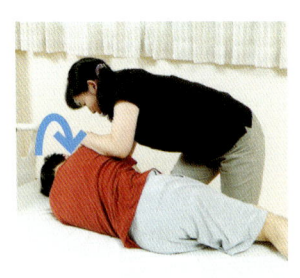

❺**頭部の重さを胸部に移動させる**　肩を足側に引き、頭部の重さを胸部に移し、頭の位置を前方に移動させる

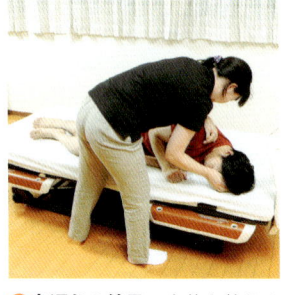

❻**寝返りの終了**　全体を整える

ポイント
- 体圧分散された側臥位にするには、体重移動と回旋の動きを起こしながら寝返りさせることが重要です。

❌ 寝返りの悪い介助例

悪い例1 頸椎の負担が増加

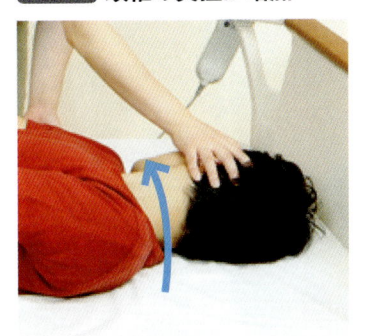

頭部を無理に側方に向けると頸椎に負担がかかる

悪い例2 寝返りの動きを妨げる

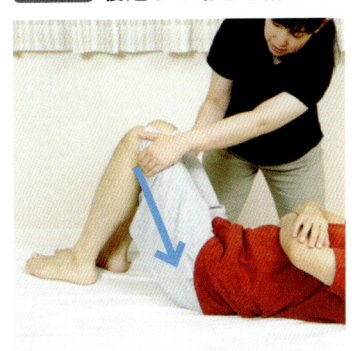

両膝を立てることで、骨盤が右に傾き、腰椎に重さがかかって、動きが悪くなる

悪い例3 胸郭の動きを悪化させる

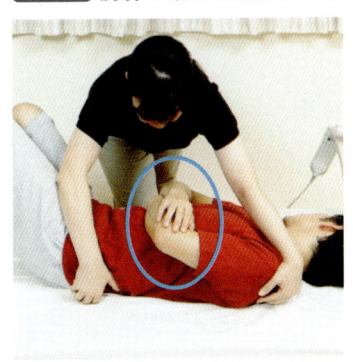

両腕を前で組ませると、胸郭の動きが悪くなる

悪い例4 不安定な状況をつくる

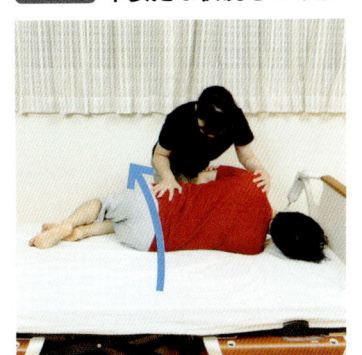

肩と腰をもってゴロンと対側に回転させると、側臥位になったときに右方へ重心が落ちやすく、不安定になる

ポイント

- 不安定な側臥位は、筋緊張を亢進させ、側臥位での生活行為（おむつ交換、更衣、側臥位でのポジショニングなど）を困難にします。
- それが継続すると拘縮などの二次障害が生じます。

Lec 4 スライディングシートを用いた寝返りの介助

対象者が動けない場合に、ベッド上で身体を動かしたいときには、摩擦のかかる場所をなくすようにスライディングシートを敷き込んで介助します。

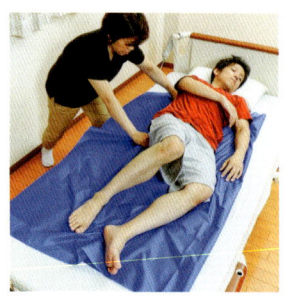

❶ **寝返りの準備** シートを敷き込み、寝返りしやすい身体の形をつくる。重さのある臀部や胸部のできるだけ近くのシートをもつ

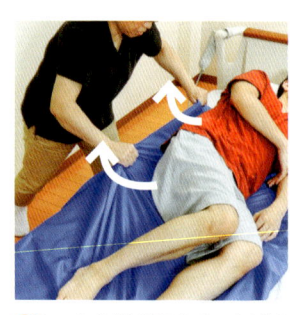

❷ **シートを引き寄せて、上げる** 介助者のほうに引き寄せるようにしながら上げていく

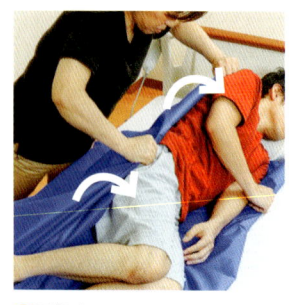

❸ **回転させる** シートを引き上げながら回転させる

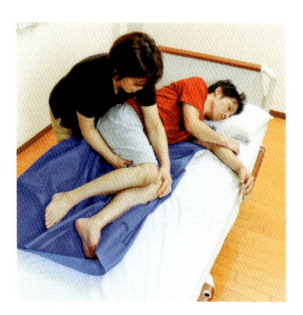

❹ **寝返りの終了** シートを抜く前に、滑りやすいシートの上で姿勢を整える

> **ポイント**
> - 対象者の体が大きい、介助者の技術が未熟であるなどの理由から、対象者を「引きずる」介助をしてはいけません。
> - このような場合には、スライディングシートなど「福祉用具」の使用を推奨します。

3章 生活を支えるモーションエイド

コラム スライディングシートの挿入法

スライディングシートは、摩擦の小さいシート同士がこすれることで、動きを助けるようになっています。そのため、シートは1枚の状態ではなく、折りたたんでから敷き込むようにします。

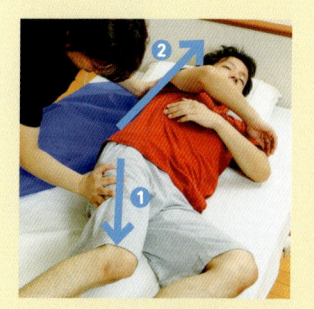

❶**シートを敷き込む準備** 臀部の重さを下方に、胸部の重さを上方に移動させ、隙間をつくる

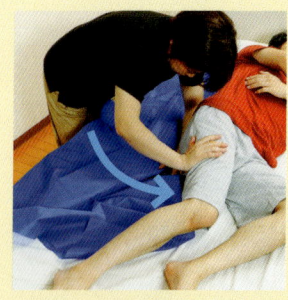

❷**シートの敷き込み** シートを身体の下へ差し込んでいく

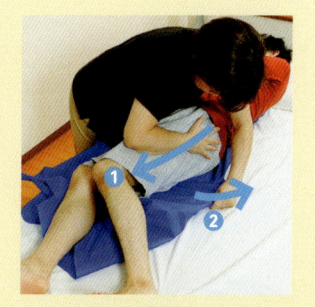

❸**シートの引き抜き** 対側の臀部の重さを下方に移動させることで隙間をつくり、そこからシートを引き出す

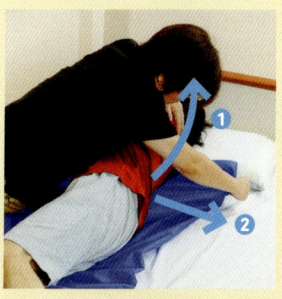

❹**シートの引き抜き** 同様に対側の胸部の重さを上方（頭部）へ移動させ、隙間をつくってシートを引き出す

ポイント
- 対象者が動けない場合でも、スライディングシートなどを用いることで動きを引き出すサポートは実施できます。
- このようなサポートによって身体の柔軟性を保つことは、健康を維持することにもつながります。

上下への移動

◎上方への移動（Lec 5）

　上下への移動が通常、どのように行われているかを理解しておきましょう。介助も同様に、自然な上下への移動の動きに基づいて行います。

　介助の前には、麻痺や拘縮などの有無や状態の把握もしておきましょう。

Lec 5　上方への移動　※下方への移動は、これと逆方向の動きになる

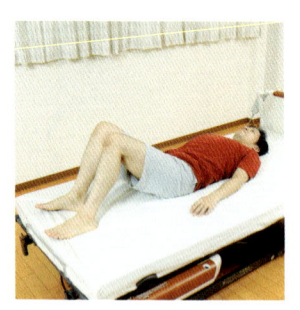

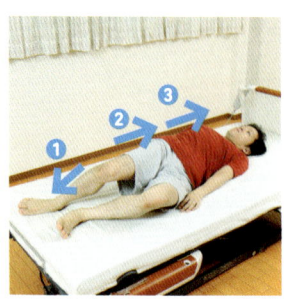

❶仰臥位　膝を立てる

❷臀部の重さを足底に移動し、挙上　一側の臀部の重さを足底に移す。足を踏み込むことで骨盤が浮き、頭側に挙上し、体幹も浮き、さらに挙上の動きが起こる

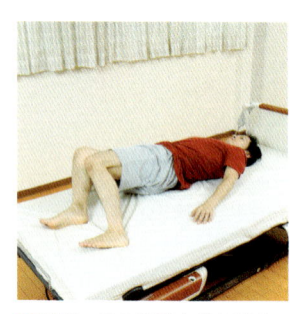

❸臀部の重さ移動と挙上動作　骨盤・胸郭が挙上した後は支持側となり、重さを受ける

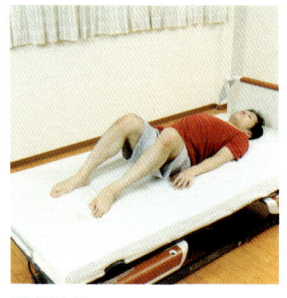

❹仰臥位

臀部の重さを足底へ移してから（❶）、頭側へ挙上する（❷❸）

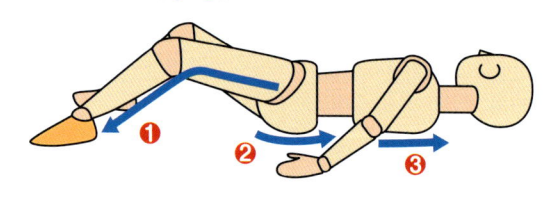

■：支える場所　➡：重さを移す方向

> **ポイント**
> ●上方への移動では、臀部の重さを足底に移し、骨盤が挙上することで、腰椎の動きを出し、さらに骨盤と胸郭の挙上の動きが起きます。

上下への移動の介助 (Lec 6〜8)

　自然な上下への移動を意識して介助を行いましょう。上体を動かすときには、肩と骨盤の2つの関節を動かすようにします。その際に、動かしたい部位の重さを対側に移動させ、浮かせるようにしてから動かします。

Lec 6　上方への移動の介助

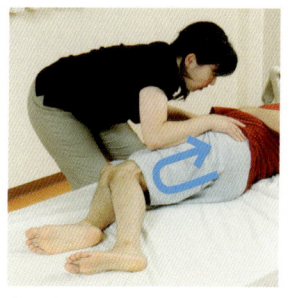

❶臀部の重さを足側に移動後、挙上　一側の臀部の重さを足側に向けて移すために下方へ引き、骨盤が浮いてきたら頭側へ挙上させる

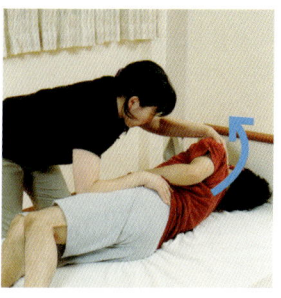

❷骨盤と体幹の挙上　骨盤の挙上とともに浮いてきた胸郭も頭側方向へ挙上させる

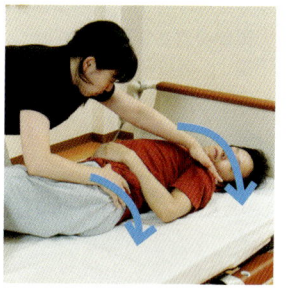

❸骨盤と胸郭をベッド上に下ろす　挙上した骨盤・胸郭を下ろす

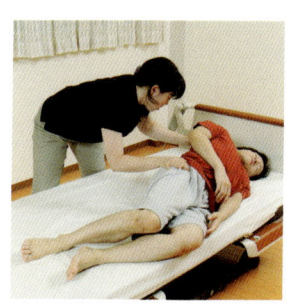

❹重さ移動と挙上動作　対側も同様に行う。この動作を繰り返す

Lec 7　下方への移動の介助

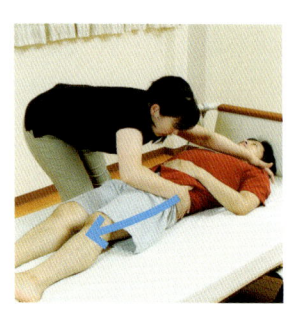

❶ 臀部の重さを下肢に移動し、下垂　一側の臀部の重さを足側に移すために下方に引く

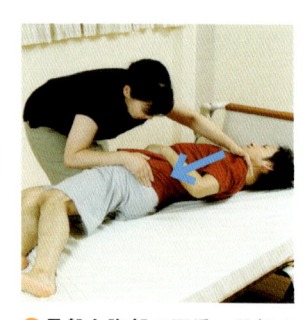

❷ 骨盤と胸郭の下垂　骨盤の動きに伴って浮いてきた胸郭を下方に引く

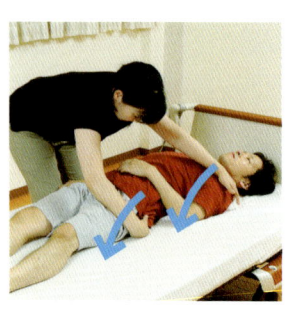

❸ 骨盤と胸郭をベッド上に下ろす　骨盤と胸郭を下方に引いた状態で左上体をベッドに下ろす

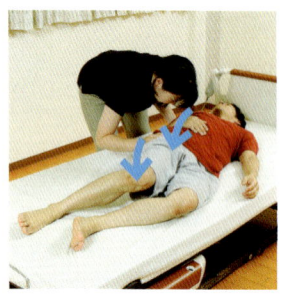

❹ 重さ移動と下垂動作　対側も同様に行う。この動作を繰り返す

❌ 上方への移動の悪い介助例

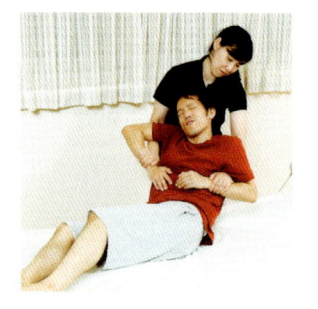

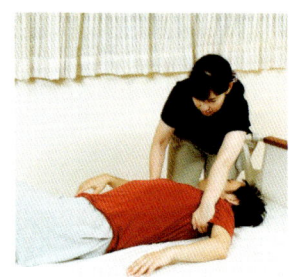

上方を把持して、そのまま引きずるような介助は、仙骨や踵部の圧迫を高め、ずれを起こすため、傷をつくるリスクが高くなります。また、おむつを使用している場合には、ずれとともに漏れの原因にもなります。このような介助による不快な刺激は、筋緊張を亢進させ、それが継続することで拘縮の発生につながります。

3章　生活を支えるモーションエイド

Lec 8　スライディングシートを用いた上方への移動の介助

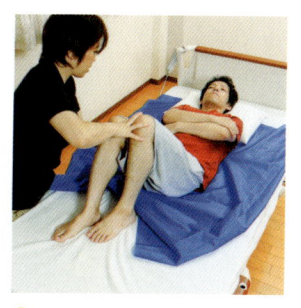

❶**上方への移動の準備**　骨盤と膝に手を添える

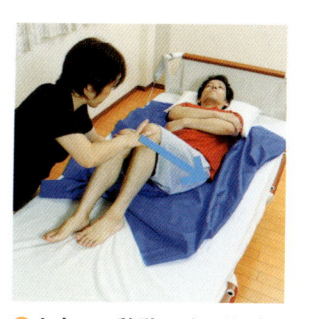

❷**上方への移動**　膝を伸ばすようにして、身体を上方へ動かす。対象者が、少しでも足部に重さを乗せる（足を踏ん張るように力を入れる）ことができる場合には、協力を仰ぐ

ポイント

● 可能な場合には、対象者の足部に重さを乗せられるようにします。

膝を支点としたコントロールが難しい場合
膝を支点としたコントロールが難しい場合には、臀部を支えながら引くことで動きを出すこともできます。このときに、介助者はベッドに片膝をついてから、後方に引いて座るようにすれば、腰や腕への負担は少なくなります。

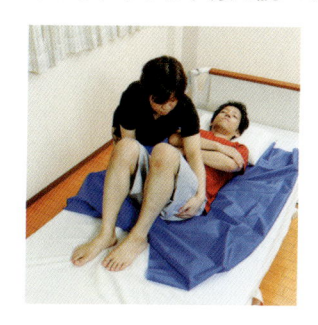

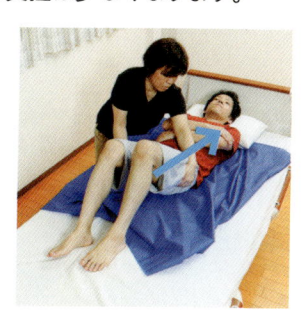

横移動（Lec 9）

　横移動は、一側の臀部の重さを足底に移し、踏み込むことで頭側へ挙上し、さらに回転を起こしながら行います。上半身は Lec 9 の下図のように、上腕と肩甲骨の動きを利用して行います。

Lec 9　横移動

足側から見たところ

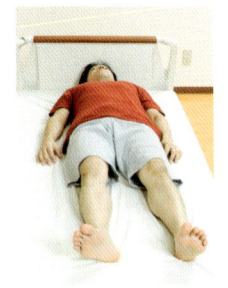

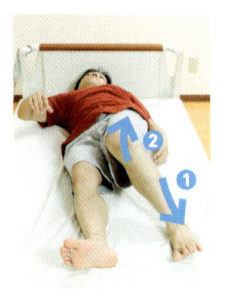

❶仰臥位

❷臀部の重さ移動と挙上動作　臀部の重さを足底に移し、踏み込みながら挙上

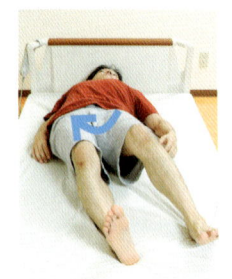

❸回転と横移動　骨盤を回転しながら横移動する

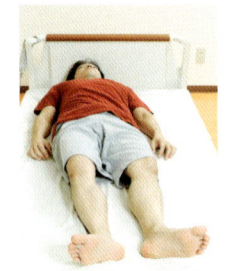

❹移動終了

頭側から見たところ

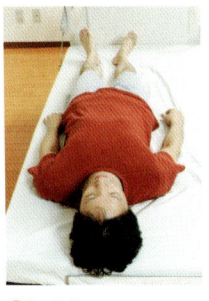

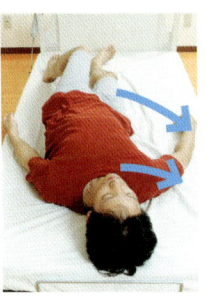

❶仰臥位

❷胸部の重さの移動　移る方向に肩甲骨、腕を横移動して胸部の重さを乗せる

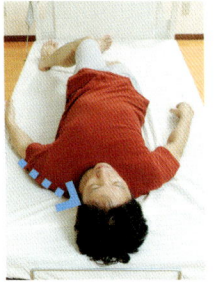

❸胸部の重さの移動　対側の肩甲骨が内側に移動して胸部の重さを乗せる

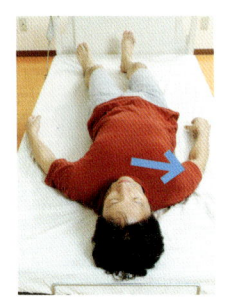

❹肩甲骨の移動　移る側の肩甲骨をさらに横に抜く

3章　生活を支えるモーションエイド

> **ポイント**
> - 横移動でも、臀部の重さを足底に移すことで、頭側に挙上する動きが重要になります。
> - 頭側に重さが移ることで、骨盤の回転が起き、横に移動することができます。

一側の骨盤の重さを足底に移してから（❶）、頭側に踏み込んで挙上し（❷）、さらに回転を起こす（❸）

■：支える場所
→：重さを移す方向
→：回転の向き

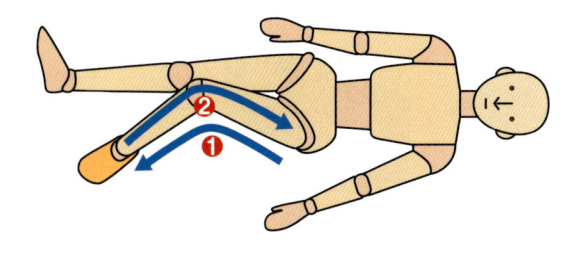

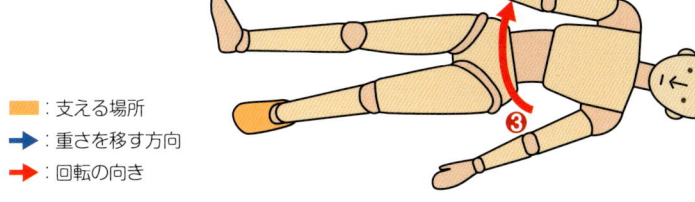

横移動の介助

自然な横移動を意識して介助を行いましょう。頭側から足側に向かっての、流れるような動きになるようにします（ Lec 10〜11 ）。

介助の前には、麻痺や拘縮などの有無や状態の把握もしておきましょう。

Lec 10　横運動の介助

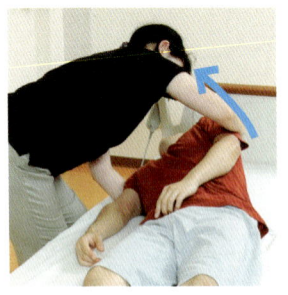

❶肩の重さを頭部に移動させる　一側の肩の重さを頭部に移すことで対側の肩を浮かせる

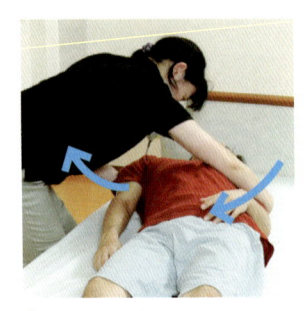

❷肩甲骨を動かす　浮いた肩は、肩甲骨を押し込むように内側（反対側）に入れ、肩甲骨の動きが出てきたら、反対側の肩を引き、横に移動させる

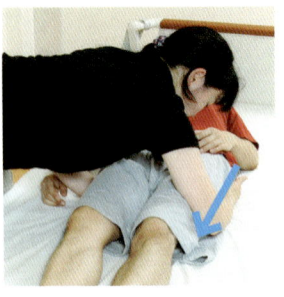

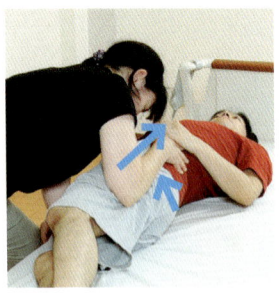

❸臀部の重さを足側へ移動させる　同側の骨盤を浮かせるために、足側に重さを移すように下方に引く

❹骨盤を頭側へ挙上させる　骨盤が浮いてきたら、頭側へ挙上させる

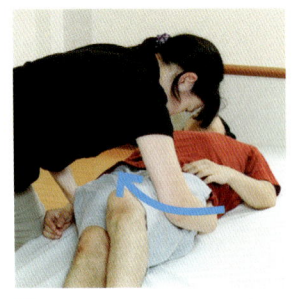

❺横運動を誘導する　骨盤を挙上させたら、内側に押し込む。同様に対側を引くことで回転し、横運動が起こる

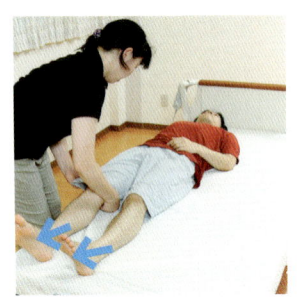

❻横運動を誘導する　下肢を整える

3章 生活を支えるモーションエイド

Lec 11　スライディンググローブを用いた横運動の介助

摩擦を取り、滑りがよいスライディンググローブも、移動の介助をサポートしてくれる有用な福祉用具といえます。

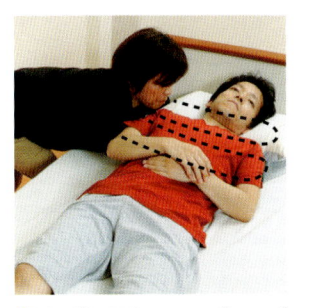

❶肩甲帯・頭部下へのグローブの挿入　スライディンググローブを装着する。一側の手を肩甲帯に、もう一側の手を頭部の下に入れる。枕がある場合は、その下に手を入れ、枕ごと動かす

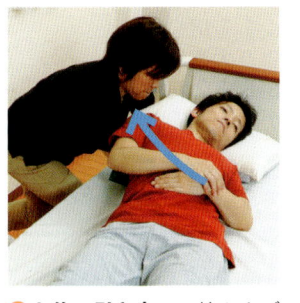

❷上体の引き寄せ　持ち上げるのではなく、グローブをしている自分の手を滑らせることで上体を引き寄せる。このときに真横に寄せるのではなく、回転が入るように最終で少し引き上げるようにすると、不快感がさらに減少する

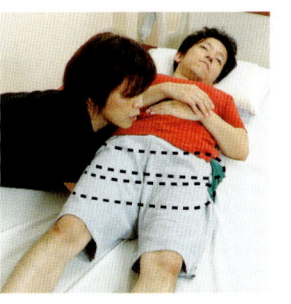

❸臀部下へのグローブの挿入　臀部が完全に乗るように、両手を差し込む

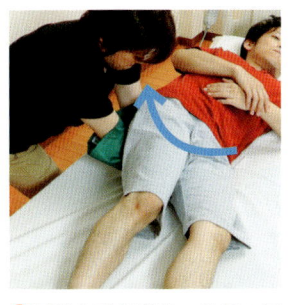

❹腰部の引き寄せ　骨盤の回転を出すように引き寄せる。回転させることで腰椎の不快感を取るだけでなく、足部の一点にかかるずれや圧を取り除くことができる

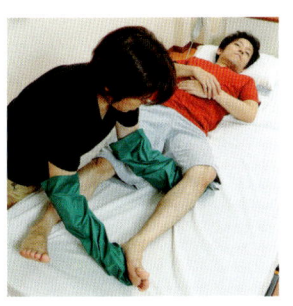

❺下肢の引き寄せ　両下肢をこすらないように寄せ、整える

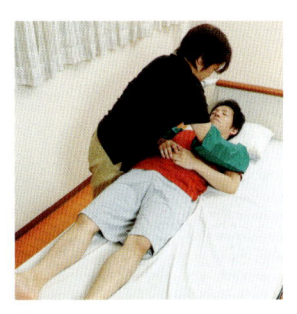

❻姿勢の整え　最後に全身を整える

❌ 横移動の悪い介助例

頸部・腰部・膝部などの隙間に手を入れて横へ引きずると、後頭部・仙骨・踵部などに圧を残したままずれを起こすため、傷の原因になります。また、おむつを使用している場合には、ずれや摩擦がより大きくなります。このような介助による不快な刺激は、筋緊張を亢進させ、それが継続することで拘縮の発生につながります。

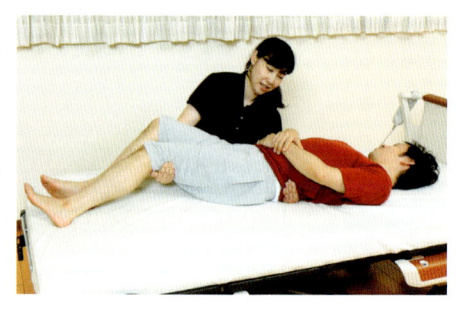

コラム　スライディンググローブについて

　スライディンググローブは、体位変換や背抜き時などに用いるミトン型で、ナイロンやポリエチレンなどの素材でできた手袋です。表面が滑りやすくなっているため、対象者の体の下にグローブを差し込み、手前に引くようにすることで、介助者の腰への負担などが軽減され、楽に体位変換が行えます。使い捨てのタイプや、素材の違いなど、いくつかの種類の製品が販売されています（図1）。

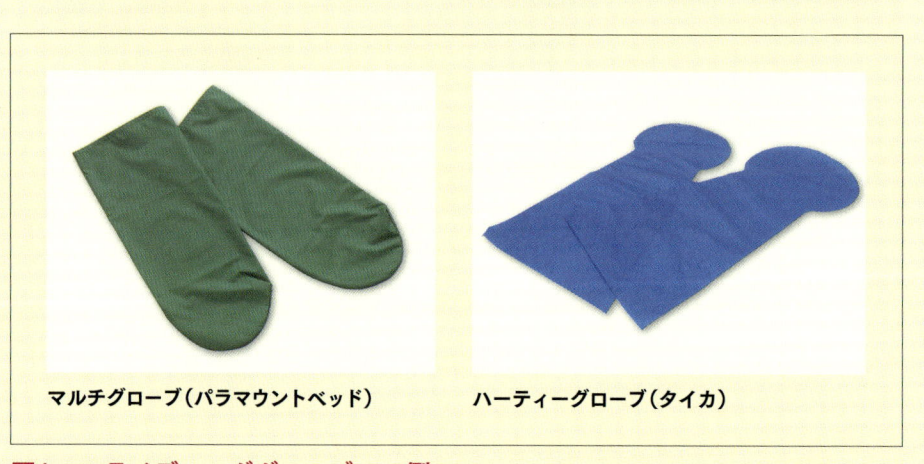

マルチグローブ（パラマウントベッド）　　ハーティーグローブ（タイカ）

図1　スライディンググローブの一例

起き上がり

起き上がりが通常、どのように行われているかを理解しておきましょう。介助も同様に、自然な起き上がりの動きに基づいて行います（Lec 12、13）。

Lec 12　起き上がり

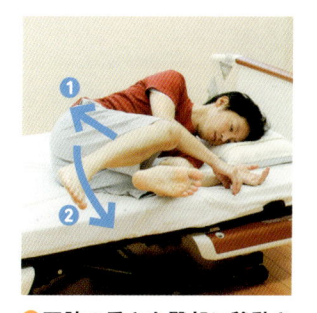

❶下肢の重さを臀部に移動させる　側臥位の姿勢でベッド下に下腿を下ろす。このときに下肢の重さを臀部に移し、股関節から曲げて下腿を下ろすようにする

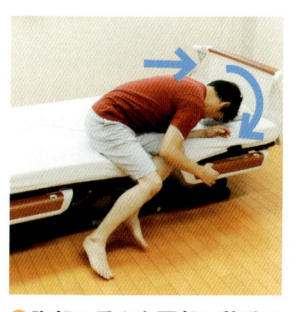

❷胸部の重さを頭部に移動させる　胸部の重さを頭部に移すために、若干、頭側に移動してから、前方に回転する

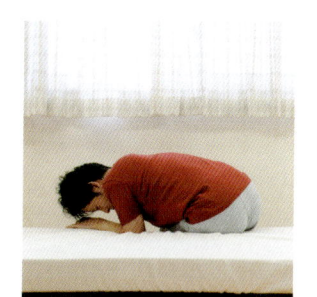

❸前腕に重さを移動させる　胸部の重さが頭側に移ることで、上腕の外旋が起こり、続けて自然に前腕に重さが移り、回内の動きが起こる。これにより体幹がさらに前方へ回転していく

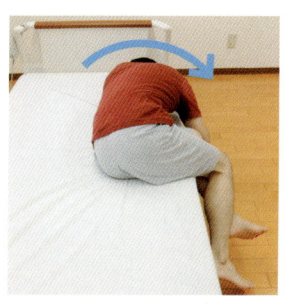

❹前腕に重さを移動させる　（❸を背部から見たところ）

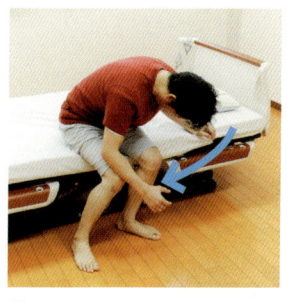

❺重さを手掌・大腿部に移動させる　前腕から手掌、大腿部へと重さを移す

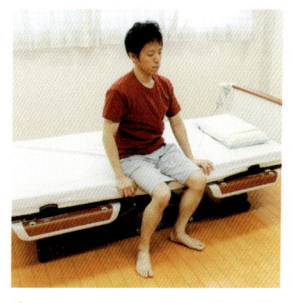

❻座位姿勢　大腿部から骨盤（坐骨）へ体重が分散した安定した座位とする

> **ポイント**　● 起き上がりの動きは、頭部の重さを、それぞれ回旋の動きによって順番に、頭部〜上腕〜前腕〜大腿部へと移動させることで行っています。

Lec 13　ベッドに装着した移乗バーを使用した起き上がり

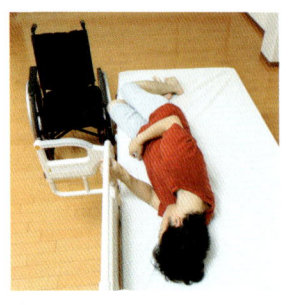

❶ 側臥位　しっかりと前方に重心が落ちる側臥位をとる

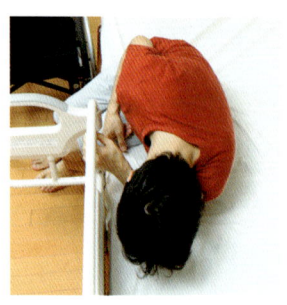

❷ 下腿を下ろし、頭部の重さを移動させる　股関節を曲げて下腿を下ろし、頭部は上を見るのではなく、上腕に重さをかけるために下を見るようにし（お辞儀するように）、続けて頭部を上げる

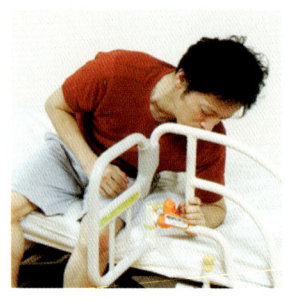

❸ 上腕の重さを肘に移動させる　上腕から肘へ重さを移しながら、体幹を起こしていく

❌ 起き上がりの悪い例

起き上がるときには、大きな筋力を使った動きをすることもありますが、だからといってこんな形で一気に起き上がると、対象者・介助者の双方に無理が生じます。大きな力を使わずに自然な動きでサポートすれば互いに負担がなく、それが自立支援にもつながることを理解しましょう。

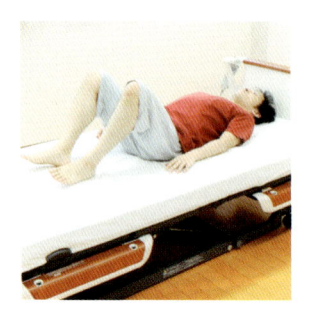

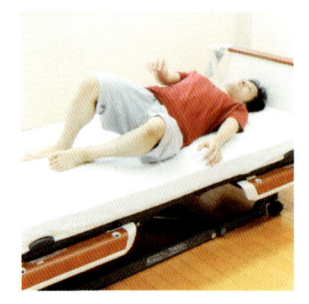

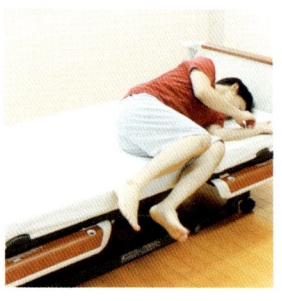

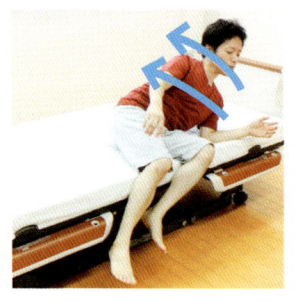

頭部や胸部の重さに抗した反動と、頸部の力と腹筋を使うことで起きている

◎目的によって変化する起き上がりの動き

通常、私たちは、その動作の後に何をするかによって、起始や動作の途中の動きが少しずつ変わってきます。起き上がりにおいても動作後の目的によって、様々な動きがあることを理解しましょう（ Lec 14 ）。

Lec 14 目的によって変化する起き上がりの動き

起き上がりの例①：座った状態からの立ち上がり

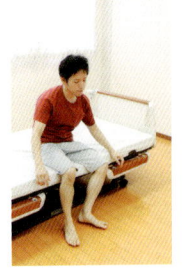

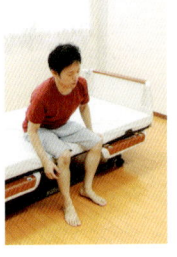

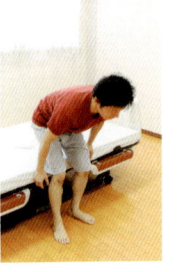

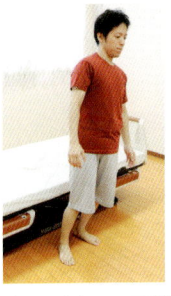

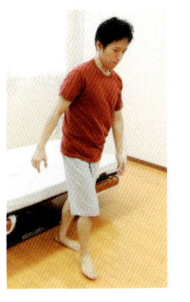

端座位からの立ち上がりは、臀部の重さを足底に移し、臀部が浮いてきたら、下肢を踏み込んで立ち上がる。歩き始めるときは、立ち上がる途中で一側へ重さを移し、足を踏み出す

起き上がりの例②：進行方向が決まっている場合の起き上がり

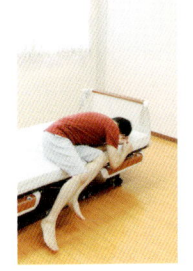

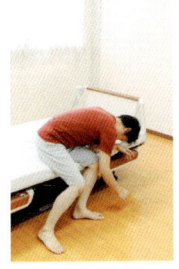

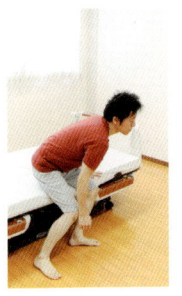

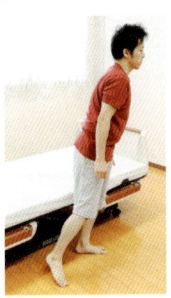

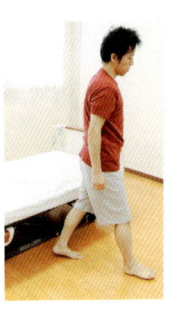

行く方向が決まっている場合などでは、しっかりと端座位をとってから立ち上がるのではなく、起き上がりの途中から次の足の踏み出しが容易になるような動きをする

起き上がりの介助

　自然な起き上がりの動きを意識して介助を行いましょう。各パーツの重さをしっかりと移動させることが重要になります。胸部の重さを頭部方向へ移動させることで、頭部と上腕に重さがかかり、自然と前腕、大腿部へと重さが移動して起き上がれるようにします（Lec 15～16）。

Lec 15　起き上がりの介助

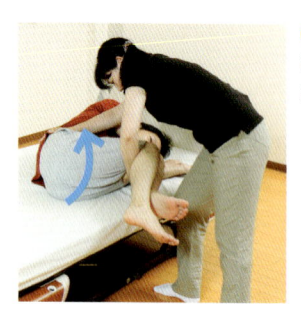

❶下腿部の重さを臀部に移動させる　前方に重さのかかる安定した側臥位からスタートする。若干、骨盤を右方に押し、下腿部の重さを臀部に流し、股関節を屈曲する（股関節の動きをよくするために、しっかり骨盤へ重さを乗せる）

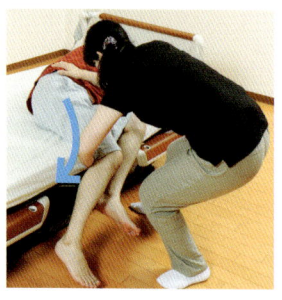

❷臀部の重さを大腿部に移動させる　股関節の回旋が入りやすくなるように大腿にしっかりと重さを乗せる

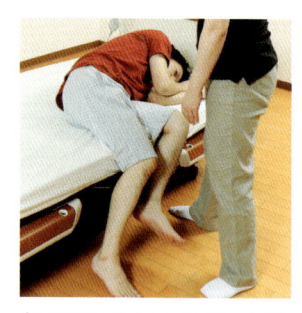

（大腿部をこのような形にする）

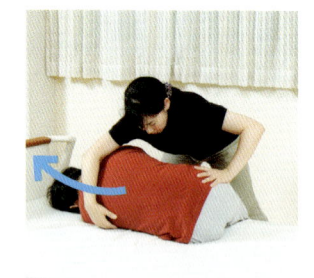

❸胸部の重さを頭側に移動させる　胸部を頭側に引くことで、自然に重さは頭部と上腕に移る。それにより上腕は外旋し、頭椎は回旋の動きが出る

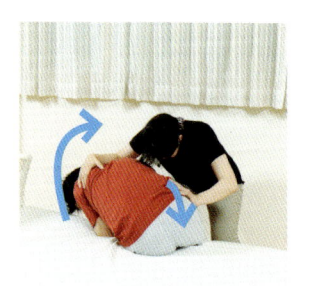

❹上腕から前腕へ重さを移動させる　上腕が外旋すると、自然に前腕へ重さが移る（回内）。重さが移るのを感じながら、体幹を前方へ動かす

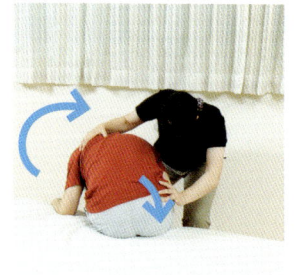

❺重さを大腿部に移動させる　股関節に回旋を起こしながら転がるように大腿部に重さを乗せていく

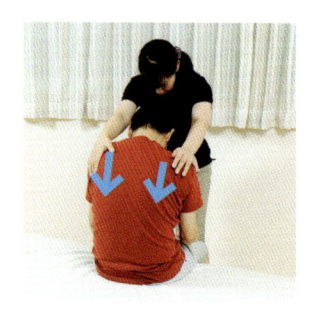

❻座位姿勢　両大腿部から両坐骨、足底へと重さを分散させ、安定した座位をつくる

3章　生活を支えるモーションエイド

Lec 16　起き上がりの介助時の下肢の下ろし方

対象者の体重が重い場合や、自立に向けて本人に動きを覚えてもらう場合には、下肢を一側ずつ下ろすほうがよい場合もあります。

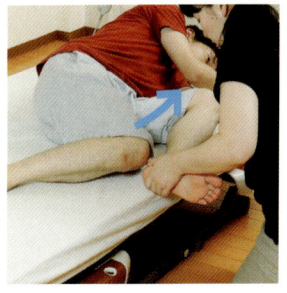

❶下側の下肢を下ろす　股関節を曲げるようにして下側の下腿を下ろす

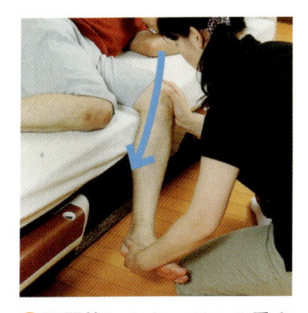

❷股関節にかかっている重さを大腿部へ移動させる　股関節の回旋が起こるように大腿部へ重さをしっかりと移す。このとき膝裏がベッド端で圧迫されていると股関節の動きが悪くなるので注意する

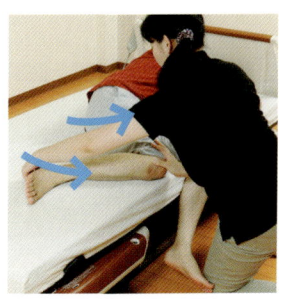

❸上側の下肢を下ろす　同様に上側の下肢も下ろす

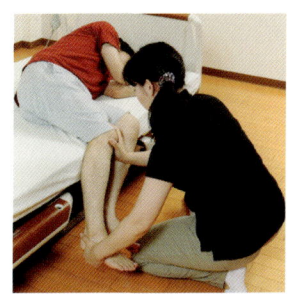

❹下肢を整える　体幹が起き上がってきたときに、一側ずつ順番に重さが移動しやすいように下肢を整える

❌ 起き上がりの悪い介助例

体幹と骨盤をもって一気に動かす（引っ張る）
側臥位をとって下腿を下ろしても、そこから肩と骨盤をもって一気に動かそうとすると「持ち上げ」となり、対象者と介助者の双方に負担がかかります。

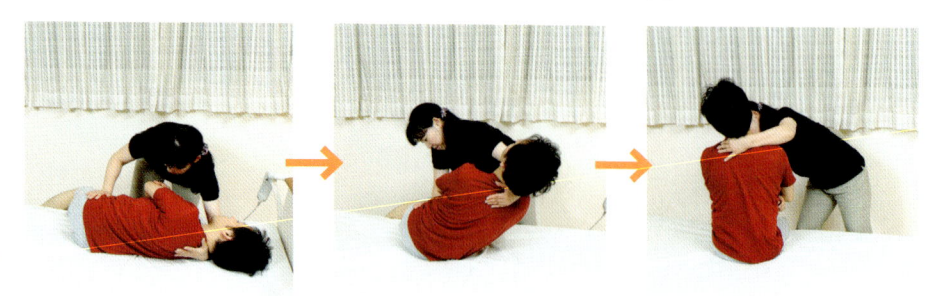

上体と下肢をもって、回転させて起こす
上体と下肢を持ち上げ、回転させて起こすようにすると、頭部や胸部の重さが腰椎に、下肢の重さも臀部から腰椎に流れるため、丸く固めた形を作って、モノのように運ぶことになります。また、尾骨や仙骨に圧を集中させ、ずれも生じるため、褥瘡などの二次障害が発生しやすくなります。

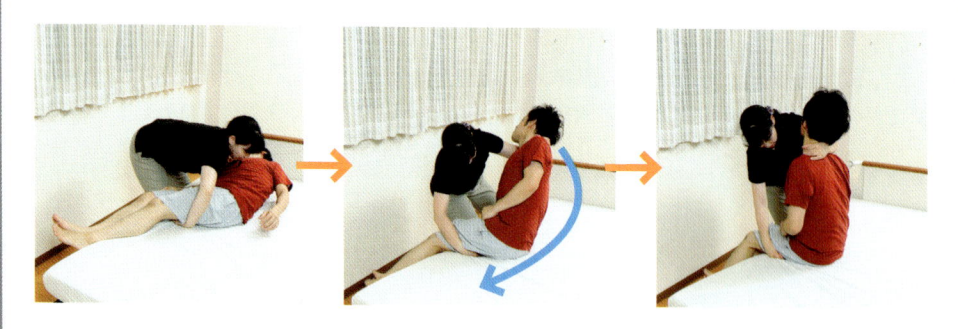

上体と下肢を持ち上げたときの重さの流れ

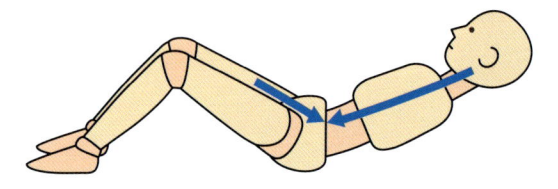

腰椎に重さが集中する。尾骨や仙骨に圧やずれが生じる

ベッドからの移動・移乗

立位移乗

一度、立位になり、回転して椅子側に方向転換する移乗の方法です。（**Lec 17**）。

Lec 17　立位移乗

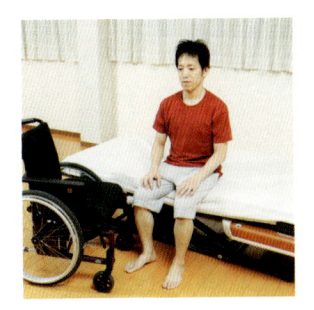

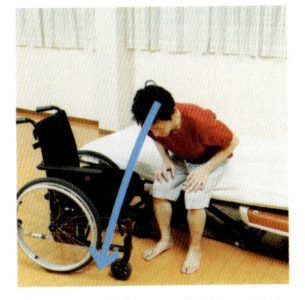

❶座位姿勢　端座位となる

❷体幹を前傾し、臀部の重さを大腿部・足底に移動させる
頭部を下げ、体幹を前傾し（骨盤が前傾することが大切）、臀部の重さを大腿部から足底に移す

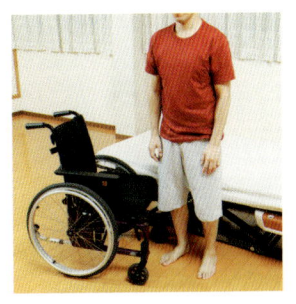

❸立位　下肢を伸展させ、立ち上がる

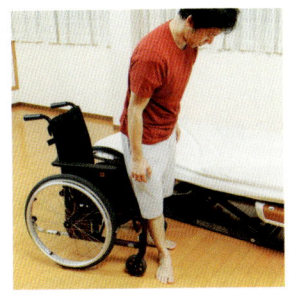

❹方向転換　椅子側へ方向転換する

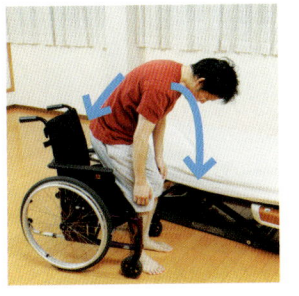

❺着座　頭を下げ、体幹を前屈させながら着座する

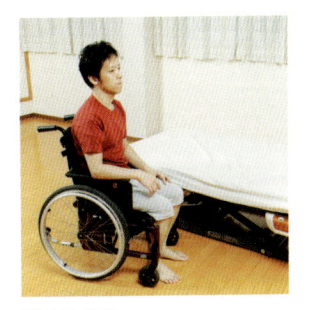

❻座位姿勢

> **ポイント**
> ● 端座位から立ち上がる（起き上がる）ときには、体幹（骨盤）をしっかり前傾して、臀部の重さを足底に移動させることが重要です。

移乗する側の反対側に体重をかけて行う方法

　日常的には、前項のような両下肢に体重をかけて、しっかりと立位をとってから回転して行う移乗よりも、身体が回転しやすいように一側の下肢に体重をかけて回転する移乗を行います（Lec 18）。

Lec 18　移乗する側の反対側に体重をかけて行う方法

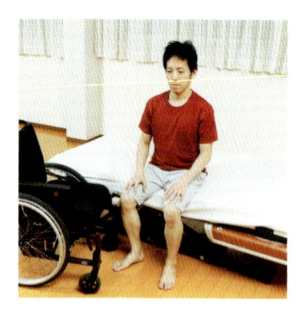

❶**座位姿勢**　端座位となる

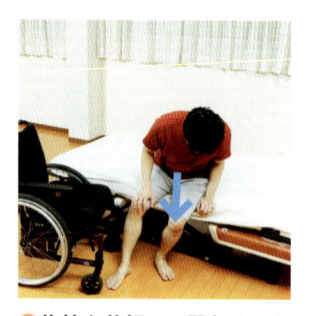

❷**体幹を前傾し、臀部の重さを下肢に移動させる**　移動する側の下肢を前に出し、体幹を前傾しながら、移乗する側と反対側の下肢に臀部の重さを移していく

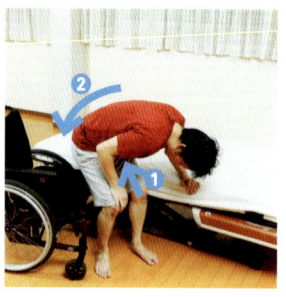

❸**下肢を伸展し、回転させる**　重さが移り、臀部が浮いてきたら、重さの乗っている下肢を伸展しながら、回転させていくことで向きを変える

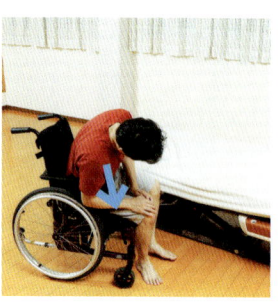

❹**対側の下肢に重さを移動させる**　対側の下肢へ重さを乗せながら腰を下ろしていく

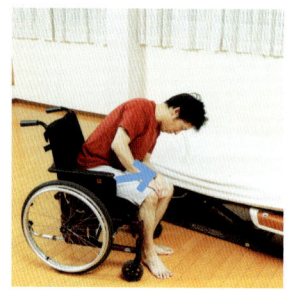

❺**左右への重さの移動**　左右へ交互に重さを移し、さらに骨盤を前方へ引く

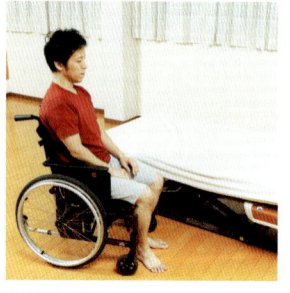

❻**座位姿勢**　体幹を起こし、体圧分散された座位をつくる

3章 生活を支えるモーションエイド

> **ポイント**
> ● 移乗では、体幹（骨盤）を前傾して臀部の重さを下肢に移し、臀部が浮いてきたら回転させるようにします。

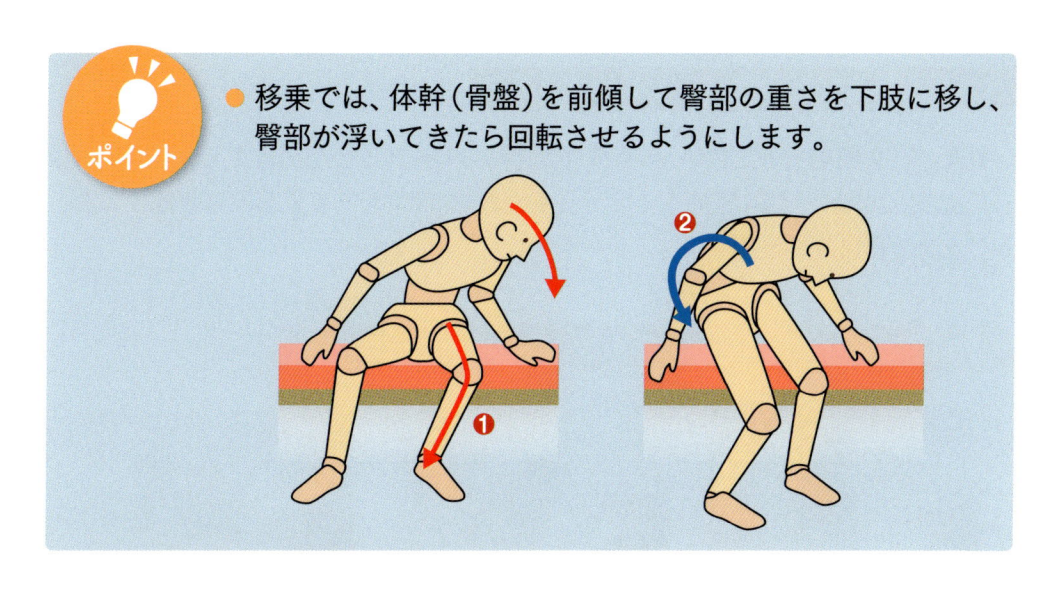

車椅子のアームレストにつかまりながら移乗する方法

前項の「移乗する側の反対側に体重をかけて行う方法」と比べて、より大きな力を要する方法です（Lec 19）。

Lec 19 車椅子のアームレストにつかまりながら移乗する方法

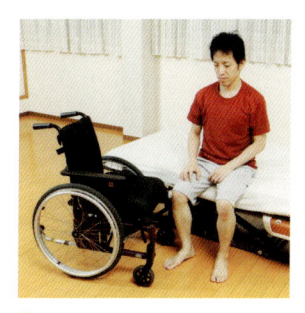

❶ **座位姿勢** 端座位となる

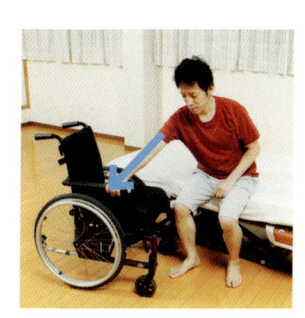

❷ **手足の移動** 移動する方向に足を若干出し、車椅子のアームレストに手をかける

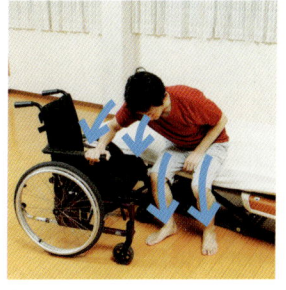

❸ **臀部の重さを手掌・足底に移動させる** 移動する側に体幹を傾け、臀部の重さを手掌と足底に移す

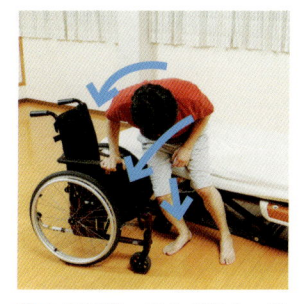

❹ **方向転換** 重さが移り、臀部が浮いてきたら、身体を回転させ、向きを変える

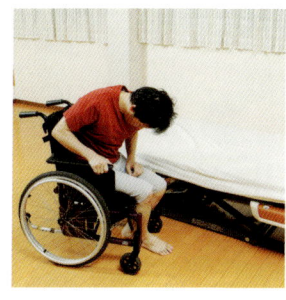

❺ **着座** 着座し、臀部をしっかり奥まで入れる

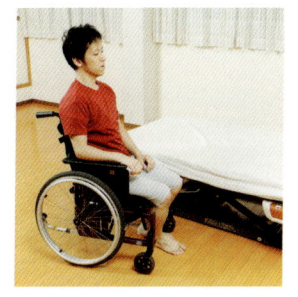

❻ **座位姿勢** 体幹を起こし、体圧分散された座位をつくる

071

ベッドに装着した移乗バーを使用する方法

　移乗バーを使用するときも、まっすぐ前方におじぎする姿勢ではなく、バーをつかんだ上肢と同側の下肢に重さを乗せて立ち上がるようにすると、容易に回転することができます（ Lec 20、21 ）。

Lec 20　ベッドに装着した移乗バーを使用する方法

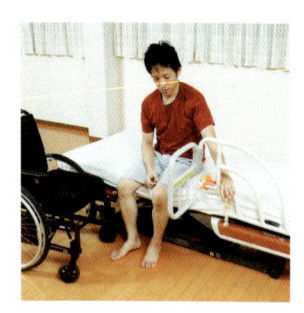

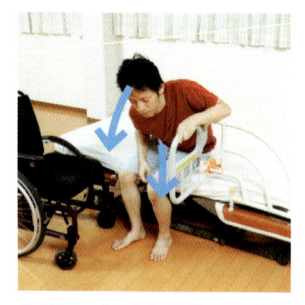

❶**座位姿勢**　端座位となる

❷**臀部の重さを手掌・下肢に移動させる**　バーを持ち、前方に重さを乗せながら臀部を上げる。バー側の下肢に、より重さを乗せるように意識する

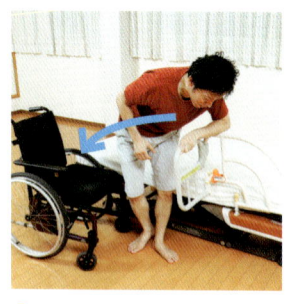

❸**方向転換**　臀部が浮いてきたら回転する

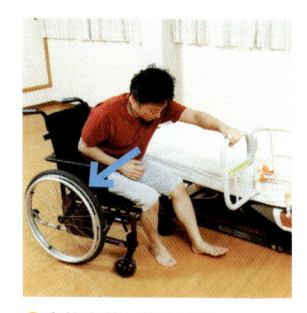

❹**座位姿勢**　着座する

❌ ベッドに装着した移乗バーを使用する悪い例

　移乗バーを使用してベッド上臥位から車椅子への移乗を行う際に、上肢で引く力により力任せに一気に起き上がったりしている光景をみることが少なくありません。しかし、この方法は日々、繰り返すことにより、全身の筋緊張が亢進し、身体の動きが悪くなります。それが二次障害を引き起こすことにもつながります。

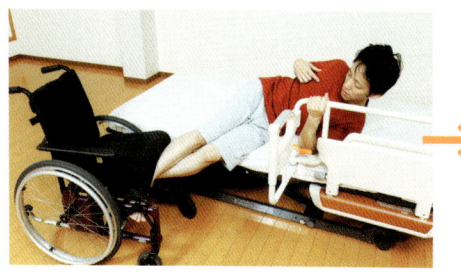

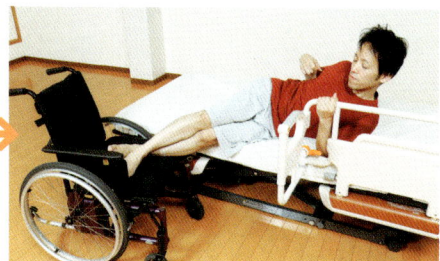

3章　生活を支えるモーションエイド

Lec 21　移乗時に健側で患側を動かす方法

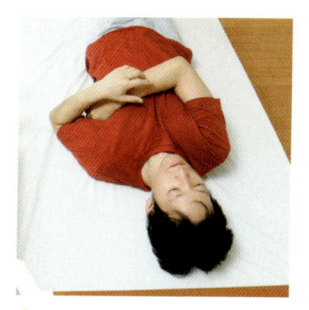

❶寝返りの準備　患側の上肢をしっかりと胸に乗せる。健側の下肢で患側の下肢をすくう

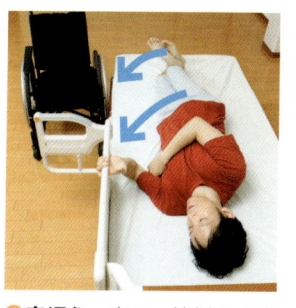

❷寝返り　次に、健側の上肢でバーをつかみ、股関節・膝関節を屈曲し、下腿を健側に寄せながら、寝返りする

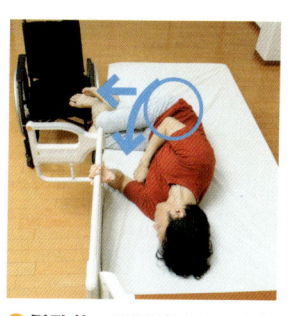

❸側臥位　股関節をしっかり曲げ、前方に重心の落ちる側臥位をつくる

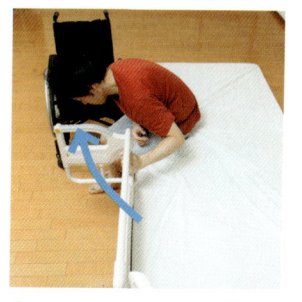

❹起き上がり　頭部を前方に転がしながら腕に重さが移るようにし、自然に上がるように動かす

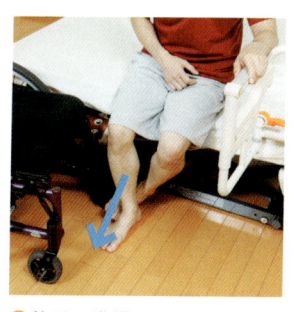

❺移乗の準備　移乗する前に、健側の下肢で患側を前に出す

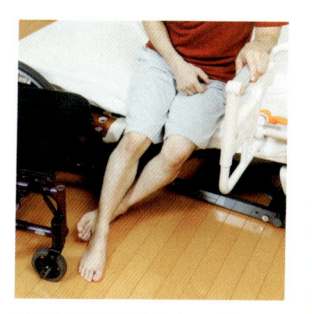

（患側を前に出したところ）

✕ 移乗時に健側で患側を動かす悪い例

　すくった下肢を大きく挙上して反動で動かしたり（❶）、腕の力で引いて頭を持ち上げるような起き方（❷）は、患側上肢の筋緊張を亢進させ、身体の硬さや拘縮とつくる原因となります。

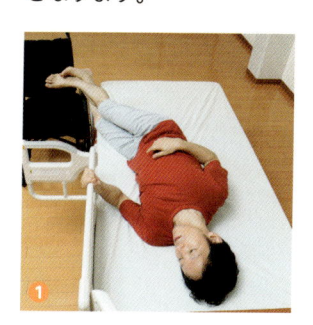

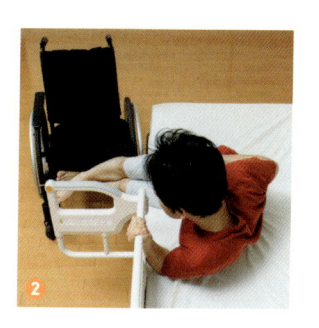

移乗の介助：介助者が1人の場合

介助での動きのパターンはいろいろとありますが、より力を必要としない自然な動きを用いた方法を選択することで、対象者・介助者の双方にとって安楽な移乗が行えます（ Lec 22〜27 ）。

Lec 22　立位での移乗の介助

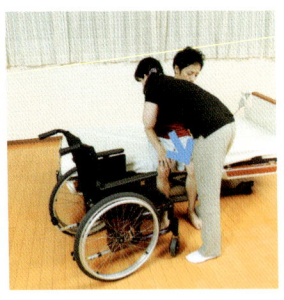

❶ **下肢に臀部の重さを移動させる準備**　介助者は自分の下肢を、主として対象者の重さをかける下肢の外側に置く

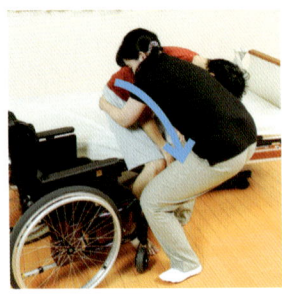

❷ **下肢に臀部の重さを移動させる**　体幹を倒しながら移動する側と反対側の下肢に臀部の重さを移す

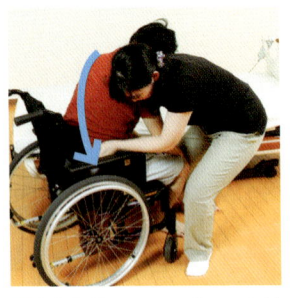

❸ **方向転換**　重さが移り、自然に臀部が浮いてきたら、回転させる

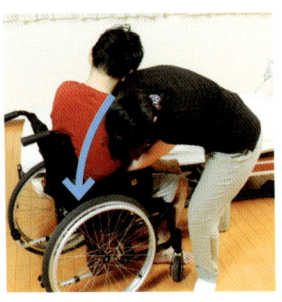

❹ **着座させる**　回転したら着座させ、臀部をしっかり奥まで入れる

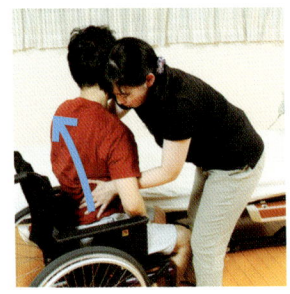

❺ **胸郭を開く**　骨盤を一度起こし、胸郭を開く

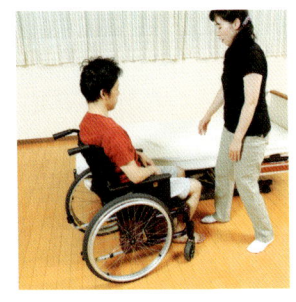

❻ **座位姿勢**　背張りにきちんと沿わせ、体圧分散させた座位をつくる

3章　生活を支えるモーションエイド

基本の姿勢・基本の動作

食事

排泄

入浴

睡眠

❌ 移乗の悪い介助例

重さの移動を考慮した動きを考えずに、力任せに持ち上げる
このような介助は介助者の腰痛を引き起こすだけでなく、対象者に痛みや恐怖を与え、筋緊張を亢進させやすくします。それが継続することにより拘縮などの二次障害も生じます。

〈力任せに持ち上げ、回転させる〉

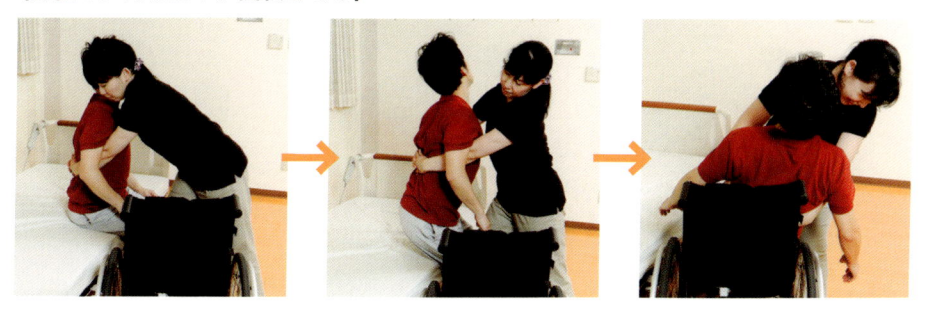

〈力任せに持ち上げる〉

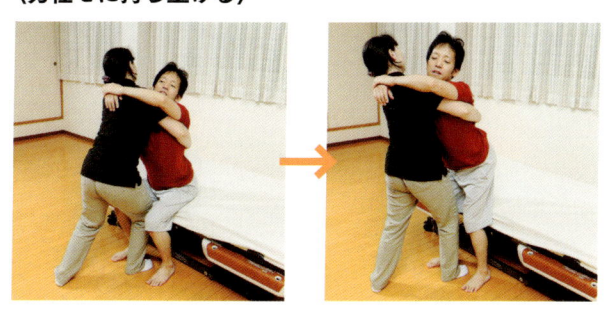

075

Lec 23　上方からの移乗の介助

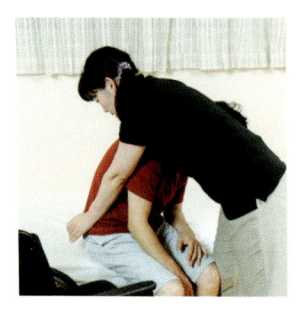

❶ **体幹に手を添える**　介助者は上方からかぶさるようにし、体幹（骨盤でも可）に手を添える

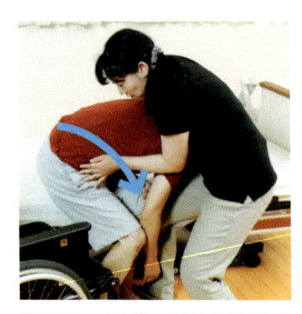

❷ **下肢に臀部の重さを移動させる**　体幹を倒しながら移動する側と反対側の下肢に臀部の重さを移す

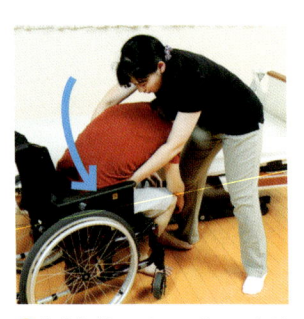

❸ **方向転換**　重さが移り、自然に臀部が浮いてきたら、回転させる

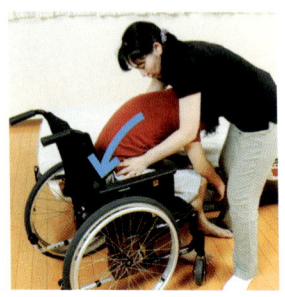

❹ **着座させる**　回転したら着座させ、臀部をしっかり奥まで入れる

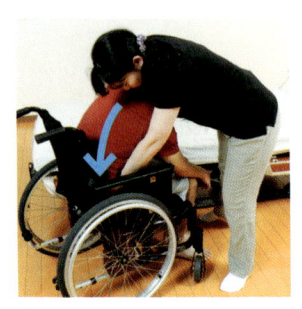

❺ **胸郭を開く**　骨盤を一度起こし、胸郭を開く

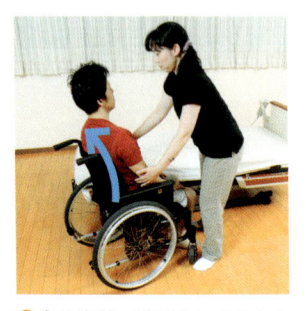

❻ **座位姿勢**　背張りにきちんと沿わせ、体圧分散させた座位をつくる

3章　生活を支えるモーションエイド

Lec 24　片膝立ちで移乗させる

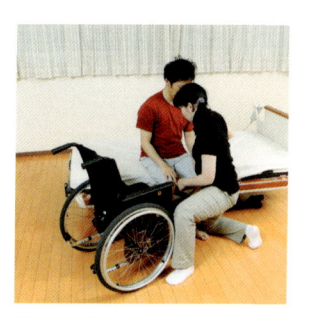

❶ **下肢を支える**　介助者は、対象者が重さを乗せる下肢の外側に膝をつき、片膝立ち姿勢をとる

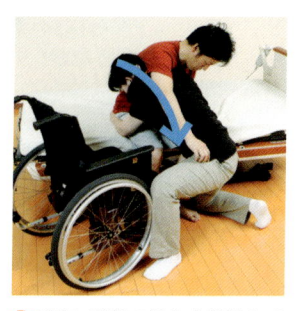

❷ **下肢に臀部の重さを移動させる**　介助者の頭部を移動する側に入れ、対象者の体幹を斜めに傾け、臀部の重さを下肢に移す

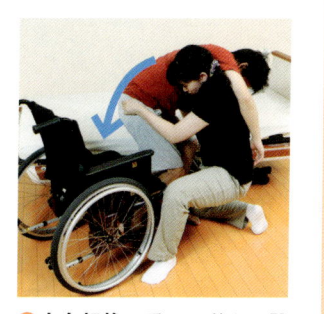

❸ **方向転換**　重さが移り、臀部が自然に浮いてきたら回転させる

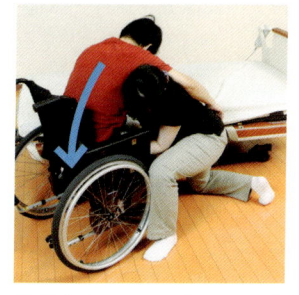

❹ **着座させる**　回転したら着座させ、臀部をしっかり奥まで入れる

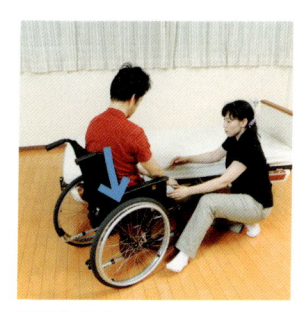

❺ **座位姿勢**　背張りにきちんと沿わせ、体圧分散させた座位をつくる

ポイント
- 車椅子への移乗時には、臀部をしっかり奥まで入れ、左右の臀部に均等に体重がかかるようにします。
- 大腿部や足底にしっかり重さを乗せること、胸を開くように体幹を背張りに乗せることも重要です。

Lec 25　片膝に乗せて移乗させる

介助者の大腿部を対象者の大腿部の下に入れ、臀部の重さを移す場所をつくり、移乗していきます。股・膝・足関節に拘縮がある場合など、対象者が重さを足底に移すのが困難なときなどに有用な方法です。

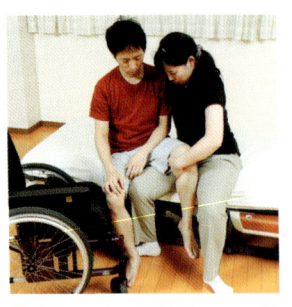

❶臀部の重さを移動させる場所をつくる　介助者は対象者の横に座り、みずからの大腿部を対象者の大腿部の下に差し込む

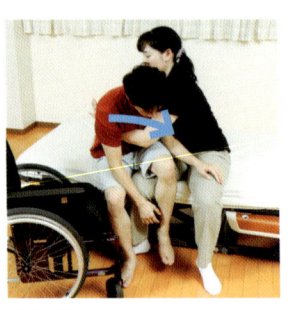

❷体幹を支える　対象者に接する側の手は前方から骨盤へ、もう一方の手は前方からしっかり体幹を支える

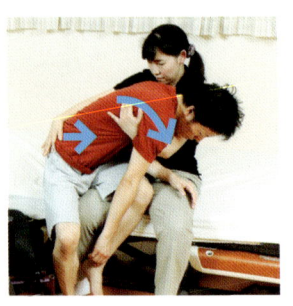

❸臀部の重さを移動させる　両手で対象者の体幹を傾け、大腿部の交わったところに臀部の重さを移してくる

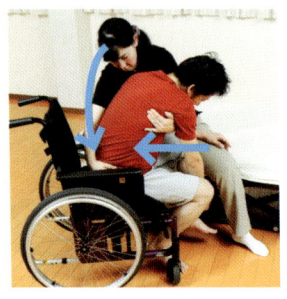

❹側方移動させる　重さが乗り、臀部が浮いてきたら、側方移動で対象者を車椅子に移す

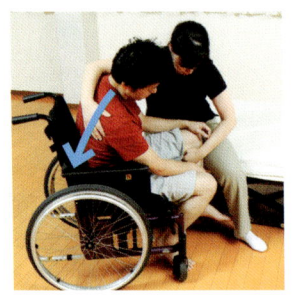

❺着座させる　臀部をしっかり奥まで入れ、介助者の下肢をはずす

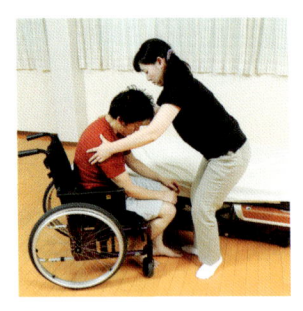

❻座位姿勢　背張りにきちんと沿わせ、体圧分散させた座位をつくる

ポイント

- 対象者の大腿部の下に、介助者の大腿部を差し込むときには、介助者は対象者に向き合うのではなく、前向き（対象者と同じ側を向く）で、できるだけ並んで座ること、大腿部を対象者の臀部に深く差し込むことがコツです。

3章　生活を支えるモーションエイド

Lec 26　膝ロックしながら移乗させる

この方法では、介助者の下肢の位置が大切です。介助者の下肢は、重さを乗せる対象者の下肢の外側に位置させます。対象者の下肢の間に介助者の下肢を入れ、体幹を傾けると、自分の支えられるスペースから対象者の重心がはずれるため、腰に負担がかかります。重さを乗せたときに膝がくずれる場合には、このように膝ロックするようにします。

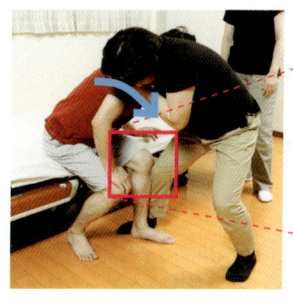

膝ロック

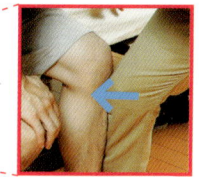

介助者の下肢は対象者の下肢の外側に置く

対象者の足が前方・外側にくずれる場合

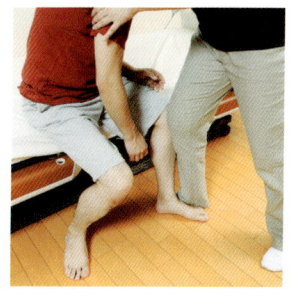

介助者の足を外側から対象者の膝の内側に向けて斜めに軽く触れさせることでロックし、前方や外側へとくずれることを防ぐようにする

対象者の足が外に開く場合

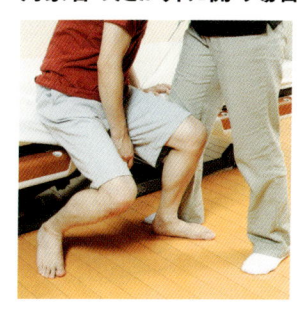

対象者の足が外側のみにくずれる場合は、外側から触れることでも安定する

Lec 27　トランスファーボードを使用した移乗の介助

介助者が技術習得できていない場合や、対象者との体格差のある場合などにも「仕方がないから持ち上げる」方法を選択することは避けたいものです。トランスファーボードやリフトなど、移動・移乗のための福祉用具の積極的な使用を検討しましょう。

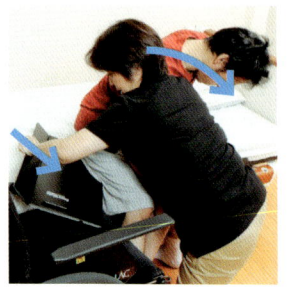

❶臀部の重さの移動とボードの挿入　対象者の車椅子側の臀部を浮かすために、反対側の臀部と大腿部に重さを移動させるよう身体を傾けてから、ボードを差し込む。ボードにしっかり臀部と大腿部が乗るようにする。介助者は片膝を付き、自分の体幹で対象者を支えながら、身体を動かす

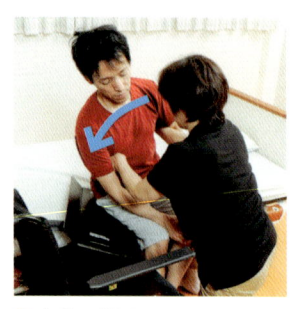

❷身体の挙上　ボードを差し込んだ状態で、身体を起こす

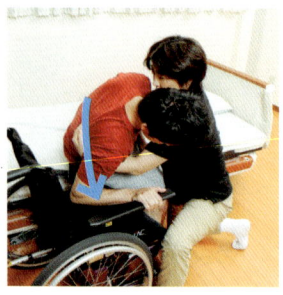

❸重さを移動させてから移乗　車椅子側のボードに体幹を傾け、重さを移動しながら、ボードの上を滑らせる

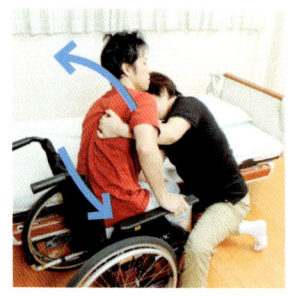

❹座位姿勢　車椅子に移ったら、逆側に傾け、押し込むことで、臀部をしっかり奥まで入れる

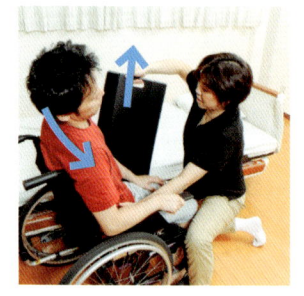

❺ボードの引き抜き　ボードを上に引き上げるようにして、引き抜く

コラム　トランスファーボードについて

　トランスファーボードは、ベッドから車椅子への移乗時などに用いるボードです。表面は滑りやすくなっており、一方、裏面には滑り止めの加工がされています（図2）。

　トランスファーボード使用時には、車椅子をベッドの真横に配置し、アームレストやフットレストははずしておきます。

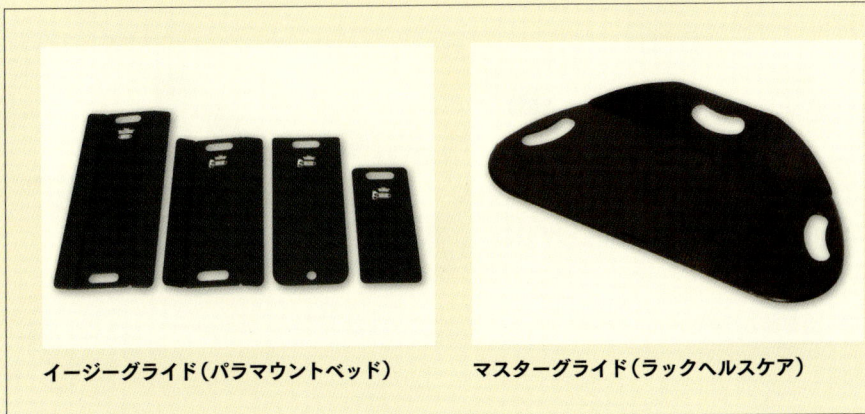

イージーグライド（パラマウントベッド）　　マスターグライド（ラックヘルスケア）

図2　トランスファーボードの一例

✗ 移乗の悪い介助例

ズボンのウエスト部分を引っ張り、食い込んだ状態で介助する

ズボンを引き上げて行う介助は、見た目が悪いばかりでなく、食い込みやおむつの圧迫・ずれなどにより傷をつくる原因となります。また、おむつを使用している場合には、おむつがずれるため、漏れの原因にもなります。

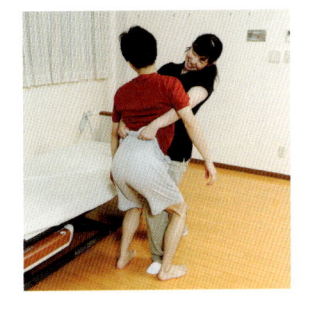

移乗の介助：介助者が2人の場合

　2人介助であっても、安易に持ち上げるのではなく、対象者の重さを移動させ、動きを出す方法でサポートすることを心がけましょう。前方の介助者は1人介助のときと同様なサポートを行います。後方の介助者は動きに合わせて、回転を誘導するようにします（ Lec 28、29 ）。

Lec 28　前方の介助者が下から重さの移動を誘導する方法

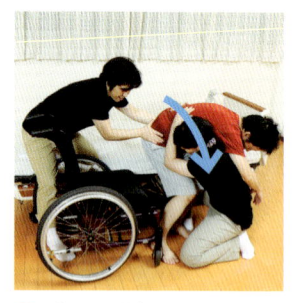

❶ **足部への臀部の重さの移動**
前方の介助者が、対象者の臀部の重さを足部へ移動させる

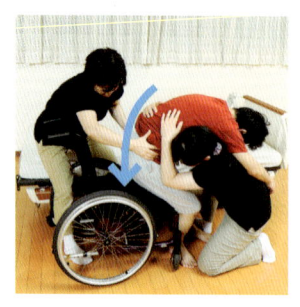

❷ **方向転換**　後方の介助者が回転を誘導する

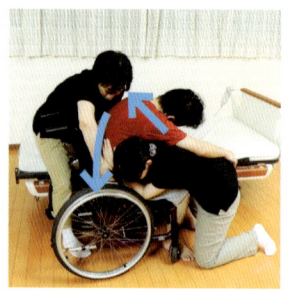

❸ **着座させる**　後方の介助者は臀部がしっかり奥まで入るように誘導する

Lec 29　前方の介助者が立位で重さの移動を誘導する方法

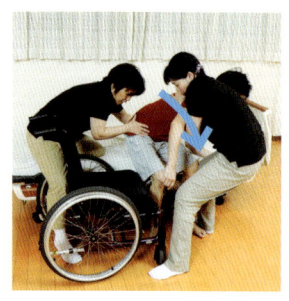

❶ **足部への臀部の重さの移動**
前方の介助者が、対象者の臀部の重さを足部へ移動させる

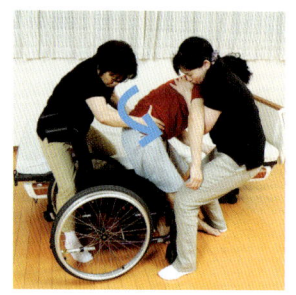

❷ **方向転換**　後方の介助者が回転を誘導する

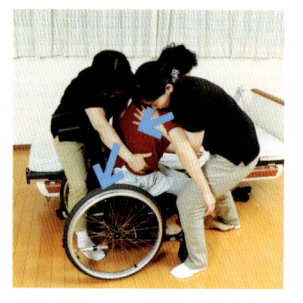

❸ **着座させる**　後方の介助者は臀部がしっかり奥まで入るように誘導する

3章　生活を支えるモーションエイド

❌ 2人介助での移乗の悪い介助例と改善例

介助者2人で持ち上げて移乗させる

2人介助をしても、持ち上げたり、引きずる方法では、対象者・介助者の双方にかかる負担は大きいといえます。また介助者2人の支える場所が離れていると、身体の中で一番重い部位である臀部が垂れ下がるため、不安定で、介助者が感じる重さは増すことになります。

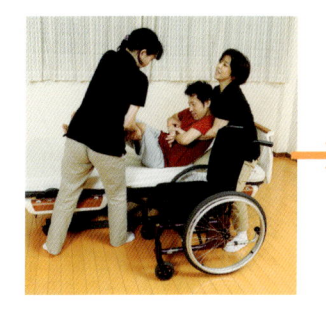

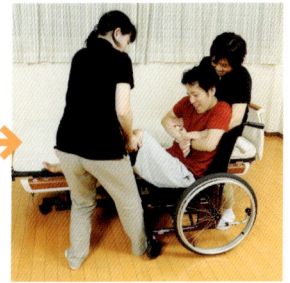

改善例

できるだけ2人が対象者の臀部に近いところを支えるようにして（❶）、大きく持ち上げないようにします。足を支える前方の介助者は片膝を付き（❷）、片手を大腿部から臀部に差し込んで（❸）、広く支えるようにします。

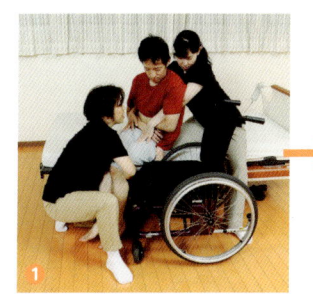

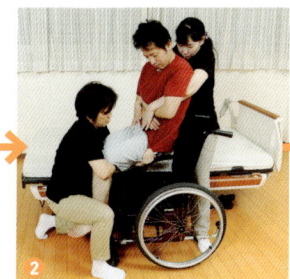

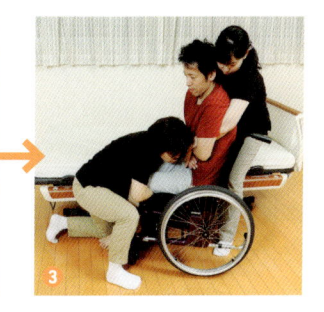

ポイント
- 改善例に示した方法により、介助者の負担は軽減しますが、人力ですべての体重を支える方法は、できるだけ避けるようにしましょう。
- 人力ですべての体重を支える方法をできるだけ避けるようにするのが世界のトレンドになっています。「美しい汗」も尊いですが、福祉用具を使用した介助の実施を検討することが重要です。

リフトを使用した移乗の介助

　リフトは、単に介助者の介護技術が十分でない場合の代替として使うというだけでなく、もっと日頃のケアに積極的に取り入れていきたい福祉用具の一つといえます（図3）。

　リフトによる介助と人的な持ち上げ介助で大きく異なる点は、対象者の重さを受ける場所です。リフトでは大腿部にしっかり重さがかかるため股関節がリラックスしやすく、また座面が安定するため上体や上肢もリラックスしやすいといえます。そのため、リフトを使用した移乗は、移乗後の姿勢の安定にもつながります。

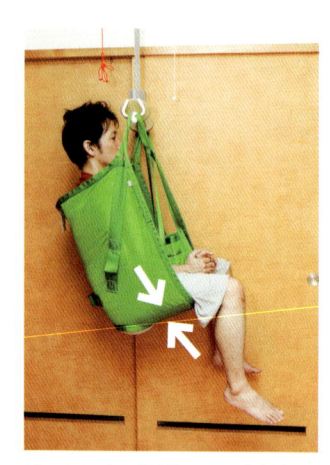

リフトによる移乗では、大腿部にしっかり重さが乗る

図3　リフトを使用した移乗

> **ポイント**
> - リフトは、（対象者を持ち上げて使用するため）「自立支援につながらない」「下肢の機能を悪くする」と考えられがちですが、上記のようなメリットがあり、むしろ対象者の機能維持・向上につながる福祉用具といえます。

✗ リフトを使用せずに抱えて運ぶ介助

　人による持ち上げ介助は、1人介助、2人介助にかかわらず、介助者・対象者の双方に何のメリットも生みません。対象者の二次障害を引き起こしたり、介助者の腰痛の原因となります。

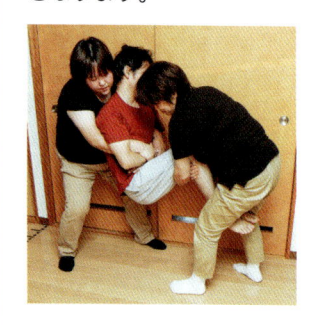

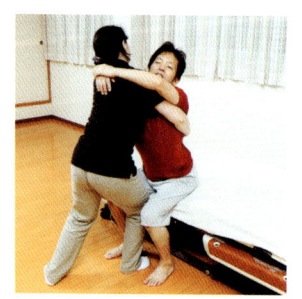

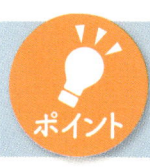

3章　生活を支えるモーションエイド

　さらにスタンディング用のリフトを使用すれば、足底へ重さがかかりやすくなり、また、足底に重さをかける時間を生活活動の中で積極的に取り入れることで、自立支援へつなげることも可能になります（図4）。

スカイリフト（アイ・ソネックス）

図4　スタンディング用のリフト

> **ポイント**
> - 人力による持ち上げ（移乗）よりも、リフトでの移乗のほうが、対象者により"優しいケア"だといえます。
> - もっと賢く福祉用具を取り入れることを考えてみましょう。

車椅子上での動き

ヒップウォーク

◎通常のヒップウォーク

　私たちは通常、臀部を後方へ移動させたいときなど座り直しをする場合には、左右の臀部を交互に浮かせ、座位のままで移動します（ Lec 30 ）。

Lec 30　ヒップウォーク

体幹を大きく前傾しながら後方に移動する

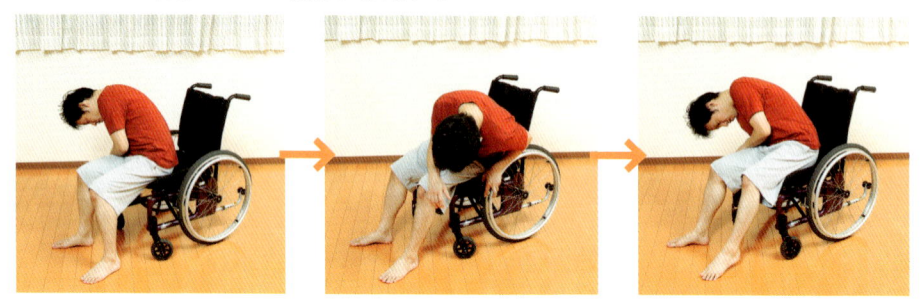

体幹を斜めに倒し、片側の臀部に重さを移し、浮いた臀部を後方へ移動させる。これを繰り返す

骨盤を斜めに前傾させて後方に移動する

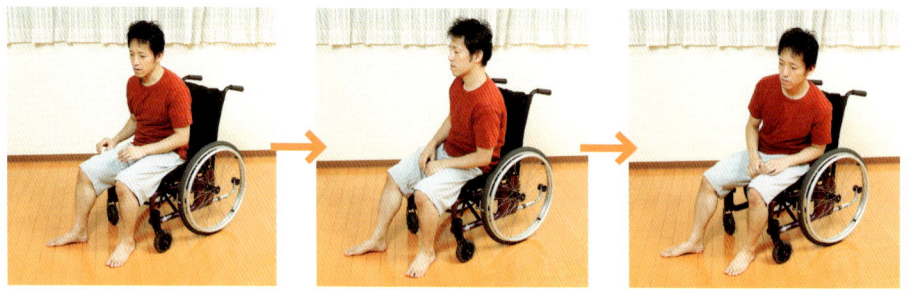

体幹を大きく前傾しなくても、骨盤が斜めに前傾すれば、対側の臀部は浮く

> **ポイント**
> ● ヒップウォークでは、臀部の重さを大腿部に移動させることで対側の骨盤の動きを出すことが大切です。

3章　生活を支えるモーションエイド

ヒップウォークの介助

◎介助者が1人の場合

一側の臀部への重さの移動と、反対側の浮いた臀部を後方へ送り込むサポートをします。後方、前方の両方からのサポートを習得することは、さまざまな場面や、介助者2人での援助においても役立ちます（Lec 31～34）。

Lec 31　後方からの介助

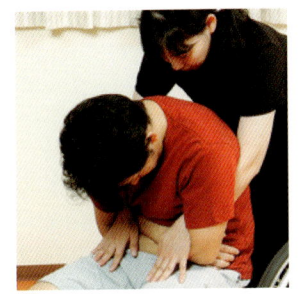

❶骨盤または大腿部を安定させる　介助者は腋窩から手を入れ、骨盤または大腿部に手を添える。このとき大腿部にしっかり圧をかけるようにすると、より安定する

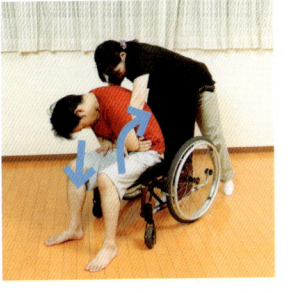

❷大腿部に臀部の重さを移動させながら、後方移動　対象者の一側の大腿部に臀部の重さを移すように斜めに傾け、反対側の骨盤を軽く引き上げて後方に動かす

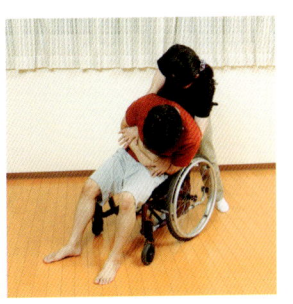

❸動作の繰り返し　これを交互に繰り返す

Lec 32　前方からの介助

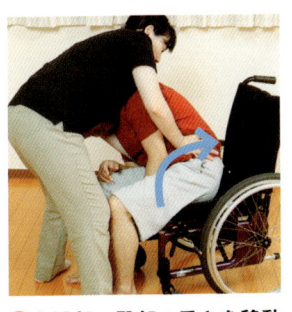

❶大腿部に臀部の重さを移動させる　介助者は前方から、対象者の片側の臀部の重さを移動させる。臀部が浮き上がってきたら、骨盤を軽く上後方へと動かす

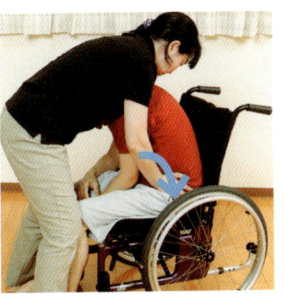

❷動作の繰り返し　これを交互に繰り返す

087

Lec 33　対象者の身体が不安定な場合の介助

対象者の身体が不安定な場合などには、介助者が片膝立ちをし、対象者の体幹を前方から支持しながら動きをサポートします（❶）。骨盤を動かす際にも、股関節や皮膚の保護が必要な場合には、包み込むようにサポートしながら動きを出すようにします（❷）。

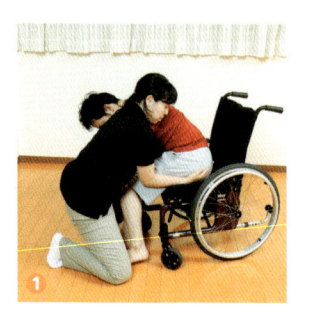

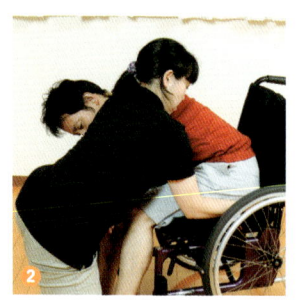

❌ ヒップウォークの悪い介助例

悪い例1 体を前に倒さずに、引っぱりあげている

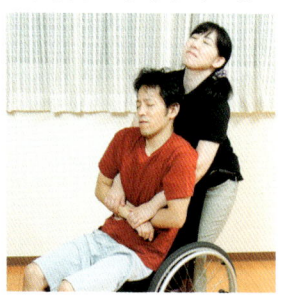

体幹を前傾させず、腋窩に手を入れて腕をつかんで、そのまま引き上げている。背中が背張りに当たっているため、肝心な臀部が奥まで入らない

悪い例2 下肢の位置を正さずに、そのまま引っぱり上げている

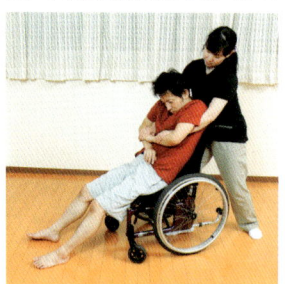

下肢の位置を修正せずにそのまま引き上げると、足部に体重がかからないだけでなく、摩擦がかかって、おもりとなってしまう

悪い例3 体幹を横に倒している

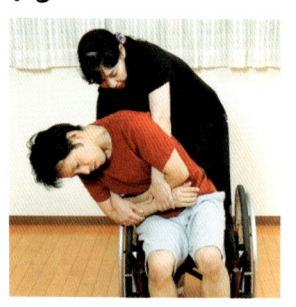

これでは対側の支持が不安定なため、良い動きを出すことはできない。臀部の重さを片側に移すためには、対側の大腿部へ重さを移動させることが重要である。体幹を側方へ傾けることではないので、注意する

3章　生活を支えるモーションエイド

Lec 34　体幹を傾けられないケースでの介助

体幹を大きく傾けることができない場合でも、骨盤を起こすことで体重移動による動作介助は可能です。

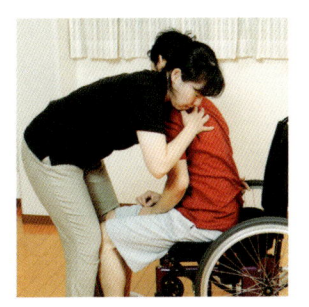

❶ **骨盤を起こす**　骨盤を起こすことを意識して、軽く体幹を前上方に動かす

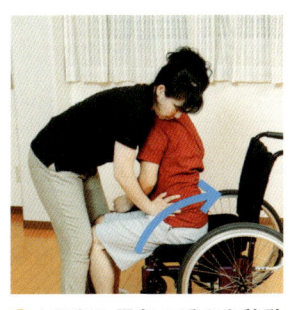

❷ **大腿部に臀部の重さを移動させる**　右側の大腿部に臀部の重さを移す。このとき、体幹を大きく前方に倒してサポートするというよりも、大腿中枢部へしっかり重さをかけることを意識することで、対側の動きが出しやすくなる

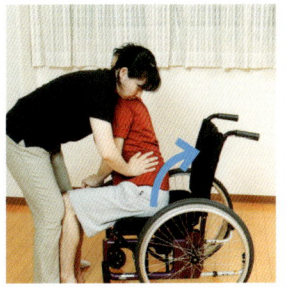

❸ **骨盤を動かす**　左側が浮き上がってきたら、軽く骨盤を上後方へ動かす

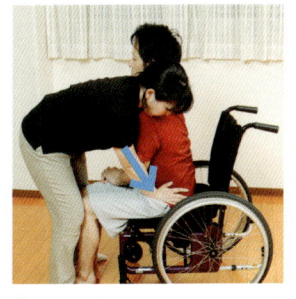

❹ **動作の繰り返し**　これを交互に繰り返す

> **ポイント**
> ● 大腿部に臀部の重さを移動させるときには、できるだけ中枢部（骨盤に近い下肢の付け根）に重さをかけるようにします。

◎介助者が２人の場合

　介助者1人でのサポートが困難で2人で介助する場合にも、持ち上げる介助は、介助者・対象者の双方に大きな負担をかけることになります。2人で介助する場合も介助の基本は1人介助のときと同様で、臀部の重さの大腿部への移動と骨盤の動きを出すことといえます（Lec 35）。

Lec 35　介助者２人で行う場合

1人が臀部の重さの移動を、もう1人が骨盤の動きを出すように、タイミングを合わせて動かすように役割を分担します。

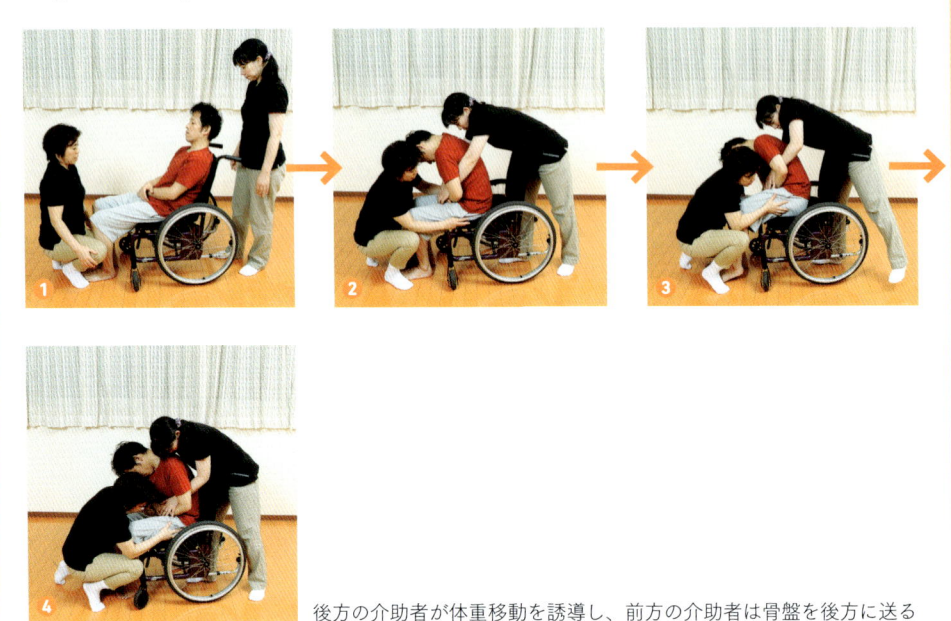

後方の介助者が体重移動を誘導し、前方の介助者は骨盤を後方に送る

❌ ２人介助の悪い例

介助者が2人の場合でも、持ち上げる介助は介助者・対象者双方の負担が大きくなります。

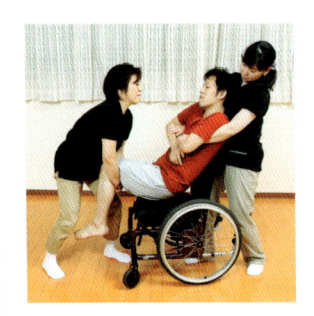

車椅子での移動

車椅子を駆動する場合、車椅子が本人に合っていること、安定した姿勢であることが大切です（ Lec 36 ）。

Lec 36　車椅子での移動

両手駆動

良い例		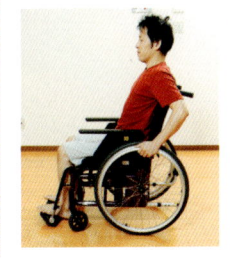 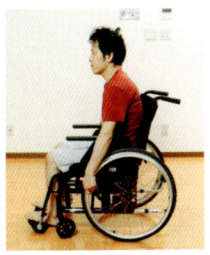 しっかりした座位がとれていると駆動もしやすい。腕が後方へ回しやすく、かつ前方まで伸びやすいので、大きく駆動することができる
悪い例		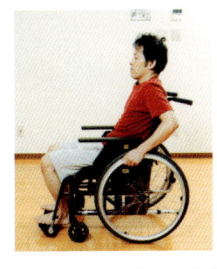 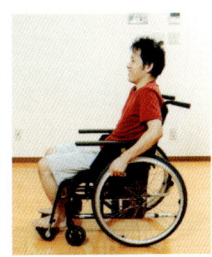 座位が不安定だと、手を使える範囲が小さくなり、疲労しやすくなる

片手片足駆動

良い例		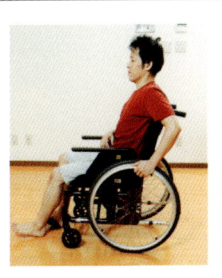 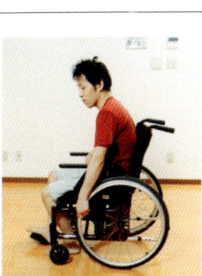 安定した座位をとり、まず下肢にしっかり重さをかけたまま、膝を曲げるようにし、かつ上肢の操作と合わせて進む
悪い例		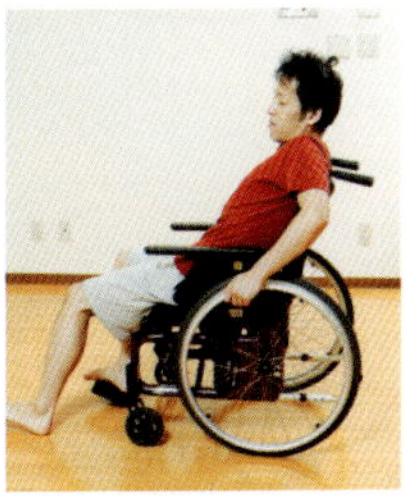 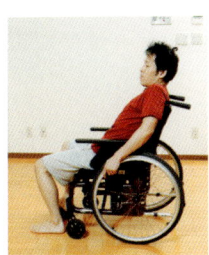 不安定な姿勢では、上下肢ともに使える範囲が小さくなり、進みも少なくなる。姿勢もさらにくずれてくる

◎片手片足駆動の練習方法

　下肢でしっかり駆動方向転換をすることが大切です。下肢操作が上達してから、上肢も使用するようにします（Lec 37）。

Lec 37　片手片足駆動の練習

介助者が、まず足底に重さがかかるように対象者の膝を押し付ける（❶）。対象者に足底を付けたまま膝を曲げるように説明しながら援助する（❷）。これを繰り返す。

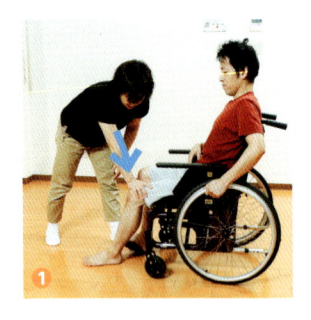

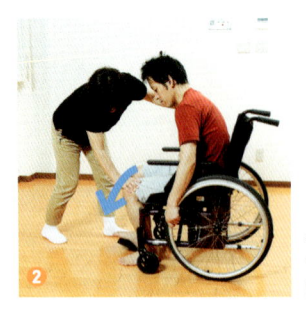

足底に重さの乗った状態で押し付けながら前方に引くと、車椅子が前方に動く

ポイント
- 足部にしっかりと重さを乗せ、重さをかけたまま引き込むように押し付けた手を少し前方に引くようにしてサポートすることで、動きを誘導します。

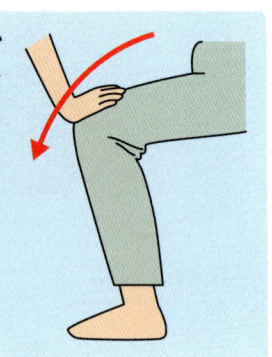

食事のためのモーションエイド

あたり前の食事とは：食事の目的と意味

　食事とは、脳から発せられる空腹の信号に基づき、生きていくために必須な栄養素を外部から取り込んで生体活動を維持するための行為です。しかし、これだけでは人間の「食事」が、動物が行う「捕食」と同じ意味になってしまいます。人間が行う「食事」には、これに加えて、「調理」という過程を経てつくられた、その文化のなかで定義づけられた「食べ物」を対象に、その文化において常識的とされる「食べ方（回数や時間帯等を含む）」によって行われる、きわめて文化的な要素が色濃く反映された行為です。また、「食欲」は欲求の一部であることから、意欲があることも重要な要素です。

　つまり、あたり前の食事とは、空腹によって発現する欲求を、食事という対象物を得て、視覚・嗅覚・味覚等の五感を活かして身体も心も満足させることができるものということができ、構成要素としては、空腹感、食欲を満たすであろう食べ物、さらに、それを取り込むという動作や文化的な意味での環境等が挙げられます。

　空腹感をもたらすものは何でしょう。それは活動です。
　空腹感を妨げるものは何でしょう。それは不活発性であり、食事に不適切な姿勢であり、「食べたい」という意欲を削ぐすべてのものであり、必要なのに行われていない排泄です（表1）。
　すなわち、あたり前の食事を行うには、食事以外の（その人の心身の状態像に応じた）健康と、食事に関係する事柄の双方が必要ということになります。

表1　あたり前の食事の遂行に必要な主な要素

- 空腹感・食欲
- 文化的に定義された「食べ物」
- 「食べ物」を口に取り込む動作や食事をするための環境

空腹感を妨げるもの
- 不活発性
- 不適切な姿勢
- 必要なのに行われていない排泄

覚醒　移動・移乗　座る　食器から口へ運ぶ・口の中へ取り込む　咀嚼・食塊形成・送る　飲み込み　消化・排泄

対象者の食事・栄養状況を把握する

　対象者のよりよい食事を守るためには、1回1回の食事の摂取状況を確認するだけではなく、1日、1週間、1か月単位での食事や栄養状態を評価し、ケアにつなげていくことが大切です。

　摂取状況の確認では、1回の摂取量だけではなく、1日の生活の中で、活動や休息、排泄などの状況を踏まえながら評価していきます。対象者に過重なストレスや精神的負荷がかかっている状況がある場合、それらが食欲の減衰をもたらすことがあるため、留意する必要があります。

食事の過程を理解する

覚醒
・覚醒を妨げる原因の除去
・完全な覚醒を促す

移動・移乗
・ベッドから車椅子への移乗
・車椅子から椅子への座り直し

座る
・座位姿勢の調整（身体各部のコントロール）

食器から口へ運ぶ・口の中へ取り込む
・環境整備（テーブルや椅子の高さの調整、座位姿勢の補正、食具の工夫）
・食事介助

咀嚼・食塊形成・送る
・歯の状態の評価
・口腔内の観察
・水分摂取量を増やす
・唾液分泌を促す（唾液腺マッサージ等）
・嚥下体操
・食形態の工夫

飲み込み（嚥下）
・飲み込み状況の観察
・飲みこみ時の姿勢の調整（背張りの使用、クッション・枕の使用、頭側挙上［ベッド上座位の場合］など）

消化・排泄
（「排泄」の項参照）

24時間の中で考える、食事のためのモーションエイド

　円滑な食事のためには、食事時だけに姿勢を考えるのではなく、24時間の中で姿勢を考えていくことが大切です。頸椎に負担のかかる姿勢や腹部を圧迫するような姿勢はとるべきではありません（図1）。

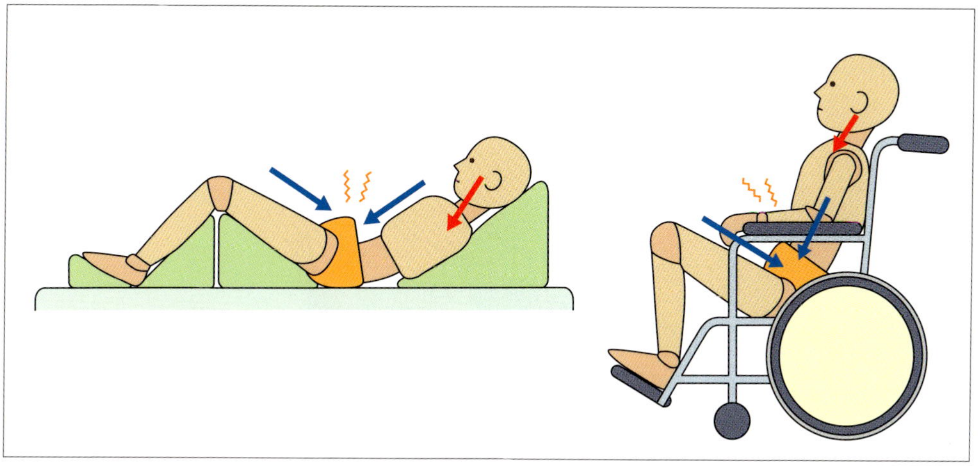

3章　生活を支えるモーションエイド

図1　頸椎に負担のかかる姿勢は飲み込みの力を奪う。腹部を圧迫する姿勢は内臓の動きを妨げる

覚醒

　食事を行うには覚醒していることが絶対条件です。精神神経的な問題から覚醒が十分でない場合は、その原因の除去とともに、完全な覚醒を促す必要があります。

移動・移乗

　食事をするために、ベッド上から車椅子に移乗し、食事が供されるテーブルの前に座ります。このときに、車椅子利用者等で理想的な食事姿勢がとれない場合、車椅子での調整ができないため、椅子に座り直したり、クッションなどを用いて姿勢をつくります。

座る―食事時の座位姿勢（図2、Lec 1）

　食事時の座位姿勢では、臀部、大腿部や足底部でしっかりと重さを支え、体幹がくずれないことを意識しましょう。座面が不安定だと体幹がくずれやすく、体幹がくずれると上肢がうまく使えず、また咀嚼や嚥下にも影響が及びます。
　食事で座位姿勢をとるときの身体各部の調整ポイントは、次のとおりです。

頭部

　重要なのは、全身をみることです。ヒトの身体は頭から爪先までつながっており、頭部を調整する際にも、頭部と胸郭（頸部）だけで評価してはいけません。
　頭部は、胸郭・骨盤・下肢・足底と連動しています。しっかり臀部、大腿部、足底で支え、骨盤や胸郭が安定することで初めて、頭部の安定が得られます。これは下肢、

095

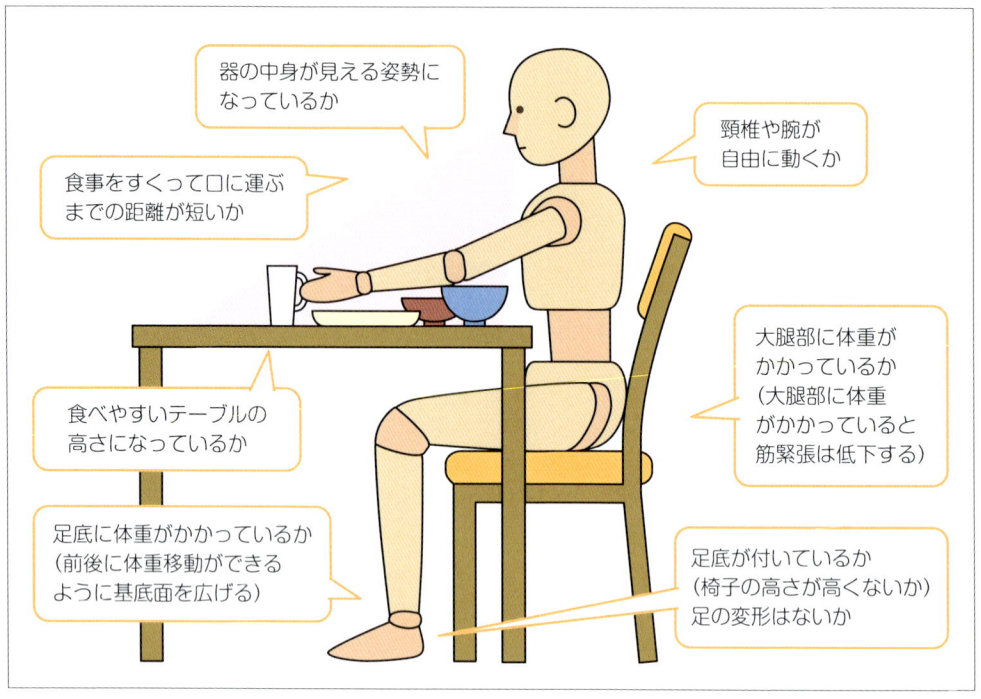

図中のラベル:
- 器の中身が見える姿勢になっているか
- 頸椎や腕が自由に動くか
- 食事をすくって口に運ぶまでの距離が短いか
- 大腿部に体重がかかっているか（大腿部に体重がかかっていると筋緊張は低下する）
- 食べやすいテーブルの高さになっているか
- 足底に体重がかかっているか（前後に体重移動ができるように基底面を広げる）
- 足底が付いているか（椅子の高さが高くないか）足の変形はないか

図2　食事時の座位姿勢の評価ポイント

骨盤、胸郭、頭部への積み重ねで行われます。したがってトータルにこれらの部位のバランスをみていくことが大切です。

頸部

頸部は、筋緊張の異常がないかを確認します。

姿勢が変わると緊張の変化が必ず起こります。そのため、姿勢変換や移乗を行った際には、緊張の亢進が起こっていないかを確認し、緊張の亢進がみられるときには、「食事に向けたリラクゼーション」を行うことが大切です。

頸部の筋の緊張異常は、頭部が大きく前後・左右に傾かず、体幹の上に位置すれば解消されます。そのためには、臀部、大腿部、足底でしっかり支えた上に体幹が、その上に頭部が位置するようにクッションなどを使って整えます。このような姿勢をとることで初めて、咀嚼や嚥下ができる状態になり、また食事の取り込みのために上肢も使えるようになります。

上肢

上肢は、食事に関する動作を安定的に行えるかを確認します。上肢の動きに問題

3章　生活を支えるモーションエイド

Lec 1　食事時の座位姿勢の良い例と悪い例

良い姿勢

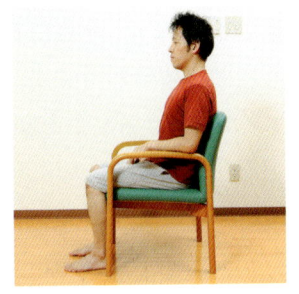

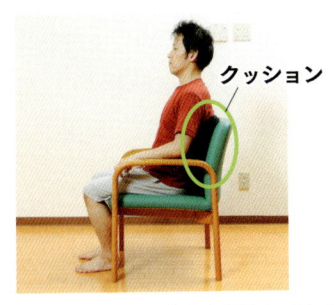

クッション

体幹のくずれがみられる場合には、背部にクッションなどを挿入して支える（写真右）

悪い姿勢

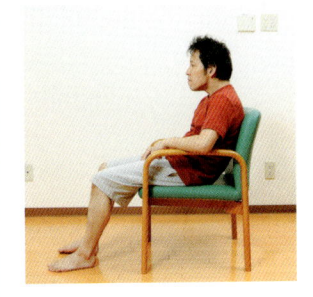

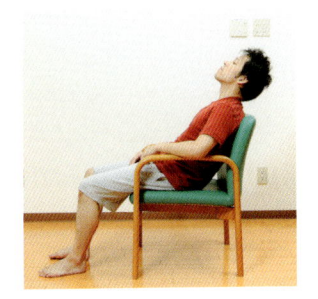

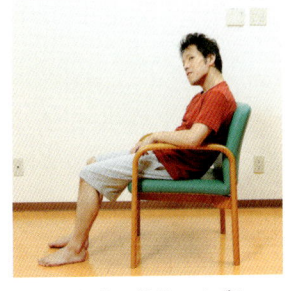

骨盤後傾位　　骨盤後傾位＋頸部伸展　　骨盤後傾位＋体幹のくずれ

骨盤や体幹が後傾していると、下肢が外旋する

がある場合には、対象者の状態に合った食具（はし・スプーンなど）や自助具の選択が重要になります。また、食具だけでなく、食材（おにぎり・パンなど）の工夫も検討しましょう。

　対象者に問題が見受けられた場合に、それが本当に上肢や手指の機能の問題なのか確認することも必要です。上肢の問題と思っていたら、実はベースとなる座位姿勢に問題があったということも少なくありません。

胸郭－骨盤－下肢の整え

　これまで述べてきたように、食事に必要な上肢の使用や、咀嚼・嚥下などの動きを可能にするためには、それを支える土台となる座位姿勢のあり方が重要です。

➡「座位における『支える場所』と『動く場所』」（p.24）を参照

　そのためには、まず身体を支えるために臀部・大腿部・足底に重さをかけ、座面を安定させます。そして骨盤を起こし、骨盤の上に胸郭・頭部を乗せ、頸椎や腰椎に重

097

さが流れないように整えます。車椅子の背張りへのもたれが必要な対象者の場合も、頸椎や腰椎に重さをかけないように整えることで、咀嚼や嚥下（飲み込みの動き）が起こりやすくなります。

　これらの姿勢をつくるためには、椅子の高さ・形状が大切であり、また、それに合ったテーブルが必要となります。テーブルは前腕が自然に乗る肘頭高に合わせます。椅子やテーブルの高さが変えられないときには、座面クッションや足置き台などを使い、調整します。

> **ポイント**
> ● 快適に食事をしていただくためには、座位姿勢を整えることが重要です。筋緊張や体幹のくずれがないこと、「支える場所」にしっかり体重がかかっていることを確認しましょう。

動作－食事を食器から口へ運ぶ

　前述の安定した座位姿勢が取られていることで初めて、食物を口に取り込む動きが保障されることになります。

必要な環境整備（図2）

　食事を食器から口へ運ぶ過程がスムーズにできるためには、まず環境整備として以下のことが重要になります。
❶テーブルや椅子の高さを調整し、食材がきちんと確認できるようにする。
❷自分で口まで食物を運べるように姿勢を整える。
❸自分で食物がつまめるように、食物を口まで運べるように、食具の工夫をする。

　現在、すくいやすい器や、すくいやすい・つまみやすい工夫がなされたはし・スプーンなどのさまざまな自助具がありますが、それらを有効に使用するためにも、まず座位を整えたうえで、上肢や手の動きを確認します。その上で、「肩や肘の動きが足りず口に運べないのか」、「前腕の回外が足りず、手関節がうまく返せないためにこぼしてしまうのか」など、どの動きが足りないのか、どの機能を補う必要があるかを明確にしてから自助具などの用具を選ぶようにします。

食事介助時に必要な配慮

　対象者が自分で食物を口に運ぶことができず、食事介助が必要な場合に、介助者が配慮すべき点を表2にまとめました。
　口に運ぶ量（一口量）は多すぎても、少なすぎてもいけません。対象者に合った適

切な一口量を選択し（多くの人は3〜5g）、常に対象者の様子を観察しながら無理のないペースで介助していきましょう。

また、対象者が口に入れたスプーンを抜くときの抜き方も注意が必要です。なるべく並行に抜くようにします。顎を上に向けてしまうようなスプーンの抜き方は、対象者に不快感を抱かせ、頸部の筋緊張を高めることにもつながります。

表2　食事介助で配慮すべき事項

- 口に運ぶ量（一口量）
- 口に運ぶスピード
- おいしそうに見える工夫（温かいものは温かく、おいしそうな見た目や飾り付けなど）
- 対象者の動きや様子の観察
- 食べさせ方（顎を上に向けてしまうようなスプーンの抜き方になっていないか）

コラム　おいしく食べるには快適な食事姿勢から！
―車椅子と椅子とテーブル―

食事をするときにテーブルの高さが合っていないと、身体が前傾しすぎたり、逆に腕を上げて食べなければいけなかったりします。

まずは座位を決めましょう。

車椅子は安全性の問題から、若干後方を下げてあり、かつフットレストに足を置くとさらに体幹が背張りに押されるようになります。できるなら車椅子のまま食事をするのではなく、椅子に移れる人、移れるときには椅子を利用しましょう。どうしても車椅子を利用する必要がある場合にも、足をフットレストから下ろして足底を接地させ、背中にクッションなどを入れ、前方へ重さがかかるように姿勢を工夫しましょう。

座位姿勢が決まったら、今度はテーブルの高さの調節です。テーブルの高さは、正しい座位姿勢のもとでの肘の高さに合わせます。

テーブルの高さを変えることができないときは、椅子の座面に座面クッションを利用するなどしてテーブルの高さとのバランスを調整します。

重要なのは、座位を決めてテーブルの高さを合わせることです。テーブルの高さとの調整をテーブル以外で行う場合でも、正しい座位が最優先で、テーブルに合わせて人を動かそうというのは本末転倒です。

本文でも詳述していますが、正しい姿勢で食べるからこそ、食事はおいしくいただけるのです。あなたも素敵なレストランで食事をするときには、良い姿勢のはずです。

咀嚼・嚥下と姿勢の関係

　食べ物を認識して、適当量を口腔に取り込み、食塊を形成して（摂食）、食道へ送り込み、飲み込む（嚥下）という一連の動作は、極めて精緻に行われるため、これらの動作を容易にする姿勢の管理がとても重要になります。たとえば、座る姿勢が悪いと、頸部に負荷がかかり、送り込みと飲み込みの動作をしづらくさせてしまいます。

➡図1（p.95）を参照　頸部が前屈位になっていると食道が開きやすくなり、一方で咽頭と気管の通路は狭くなり、飲み込みやすくなります。逆に頸部が伸展した状態での飲み込みは気管が開いた状態のため、誤嚥のリスクが高いといえます（図3、4）。

　胃瘻を造設しているなど、臥床した状態で栄養剤の注入を行っていて自力での座位が困難な人の場合には、ベッド上での頭側挙上（背上げ）や車椅子の背張りを利用し、その上で体がずれずに楽な姿勢が保てるようクッションや枕などを使用して頸部を調整します（図5）。➡「ベッドでの背上げ時のポジショニング」（p.163）を参照

　要するに、姿勢管理という全体フレームの中に、「食事時の姿勢管理」があるわけですから、（食事に限らず）日常の姿勢管理のあり方と個別の生活動作の中での姿勢をフラットに考え、対応していくことが重要です。

姿勢と嚥下の関係
●頸部軽度前屈位の場合
・食道が開きやすい
・気管が閉じる
・前屈位が過度な場合、舌骨の動きが悪くなるので注意する

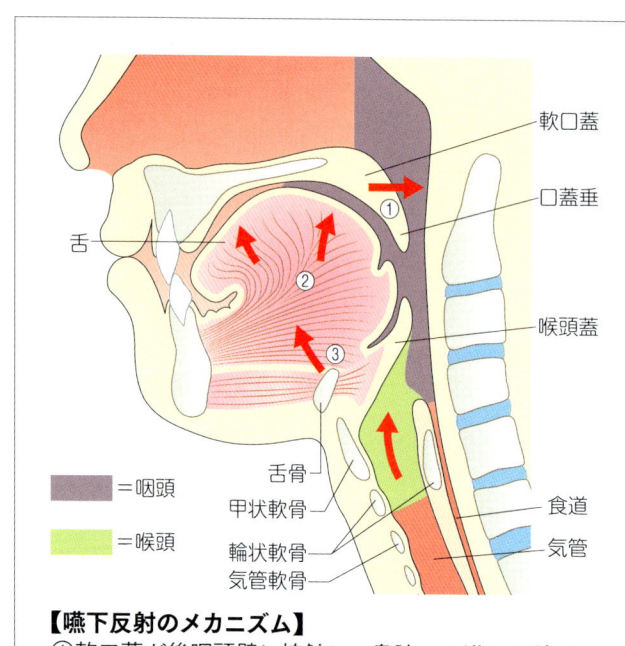

●頸部伸展位の場合
・気管が開く
・口が閉じにくくなるため食物が飲み込みづらくなる

【嚥下反射のメカニズム】
①軟口蓋が後咽頭壁に接触し、鼻腔への進入を防ぐ
②舌が上あごに接触し、口腔内への逆流を防ぐ
③同時に舌骨、喉頭が持ち上げられることで、喉頭蓋が下がり、気管の入り口をふさぐ

図3　姿勢と嚥下の関係

3章 生活を支えるモーションエイド

図4 頸部伸展がよくみられるケース

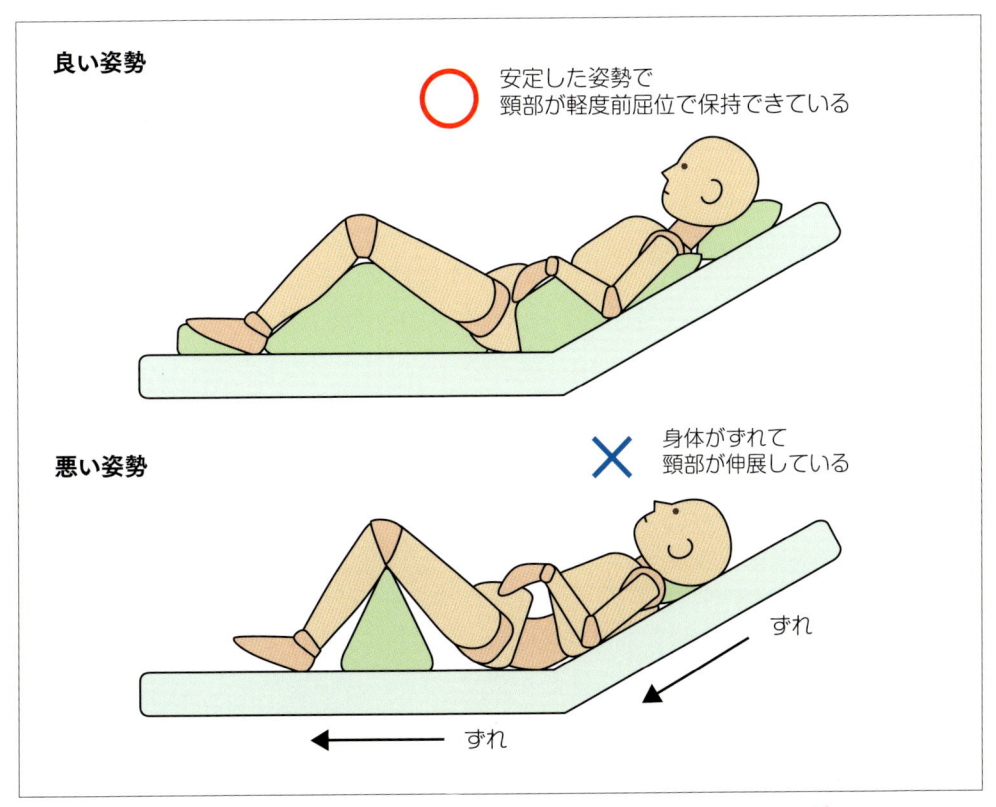

図5 ベッド上における食事や経管栄養時の姿勢（良い姿勢と悪い姿勢）

> **ポイント**
> - 食べるためには、安定した座位姿勢をとることが重要ですが、その姿勢は食事のときだけとろうとしてもできるものではありません。
> - いつまでも、おいしく食べるためにも、24時間の生活のなかで姿勢について考えていくことが大切です。

おわりに

　人が生きていくうえで食事・栄養の摂取は不可欠ですが、食事は単に1回1回を安全に、誤嚥なく摂取できればよいということではありません。対象者が食べものを味わうことを楽しみ、また、食事をすることがあたり前の健康的な生活の構築につながることが重要であり、私たち専門職はそのための支援にかかわっていくべきです。

コラム　エプロンを安易に使うのは

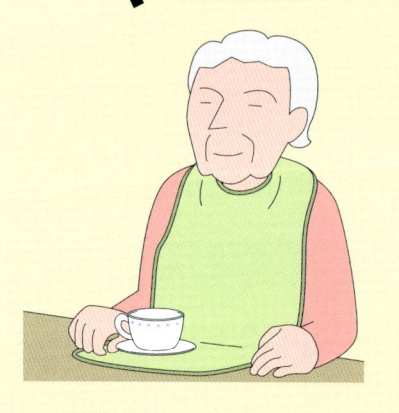

　介護現場の食事風景では、対象者がエプロンを付けている姿をよく見かけます。
　「こぼすから」「汚れるから」ということで、エプロンを付けているのかもしれません。しかし大切なことを見失っていませんか？
　まず、エプロンを付けているのは「人」であること。そして、食事は、本来、おいしく楽しんでもらいたいということです。
　食べ物をこぼすから(食事用の)エプロンを付けるという流れになるのではなく、まず先に、なぜこぼすのか、どうしたらこぼさないかを考えてみてはどうでしょうか。座位姿勢や上肢の動きの問題、食具や食器の適合性の問題、食器と口元の距離などに問題がないか、確認してほしいと思います。

排泄のためのモーションエイド

あたり前の排泄とは：排泄の目的と意味

　排泄とは、脳から発せられる排泄の信号に基づき、身体にたまった不要なものを体の外に排出する行為です。

　私たちは生命を維持していくために食べ物や水を摂取するため、体内を通過して不要になったものは排泄しなければなりません。水分は汗や尿として、固形物は便として体外に排出します。体外に排出するためには、内臓の正常な活動と、それを促す姿勢や動作が必要です。また、排出に際しては、人間社会における文化的なルール（トイレ等の形式を含む）があります。そのルールは姿勢や動作と深く結びついています。

　食事と排泄はいわば「ニワトリとタマゴ」の関係にあります。食事が摂れて初めて排泄が行われるわけですが、排泄がなければ食欲がわかず、食欲のためには排泄が必須ということも言えるからです。その関係は文化的なルールとも紐づけられ、多くの場合、食事がそうであるように、排泄は時間帯とも関係づけられます。

　つまり、あたり前の排泄とは、尿意や便意によって発現する欲求を、文化的なルールに従ったかたちで、必要に応じて解消するものということができ、構成要素としては、食事摂取等に引き続く尿意や便意、文化的に規定された形式のトイレや、生活の中でリズムづけられた時間帯等が挙げられます。

　排泄という行為をうながすものは何でしょう。それは食事です。

　排泄という行為を妨げるものは何でしょう。それは（特に口からの）食事摂取の不足であり、排泄に不適切な姿勢や内臓の不活発性であり、（初期においては）文化的なルールが配慮されていない環境です（表1）。

　すなわち、あたり前の排泄を行うには、その前段階である食事の摂取、身体の健康と、排泄に関係する事項のそれぞれが必要ということになります。

表1　あたり前の排泄の遂行に必要な主な要素

- 尿意・便意
- 身体の健康
- 排泄を促す姿勢・動作

排泄を妨げるもの
- 不活発性・食事の不摂取
- 不適切な姿勢
- 文化的環境の不整備

対象者の排泄状況を把握する

　排泄ケアとは、1回1回の排泄物の処理をすることではありません。対象者のよりよい排泄を守るということは、1日、1週間、1か月の排泄と生活全体を見ながらケアをしていく必要があります。

　排泄の観察も1回の量や質を見ることはもちろん、1日の生活の中でのリズムや回数などを踏まえて観察・評価する必要があります。そのためには、まず正常な排泄がどのようなものかを知っておくことが重要です（表2、表3）。

表2　健常者と比較した高齢者の排尿の特徴

	健常者	高齢者の実態
尿の生成	1,200〜1,500cc/日	1,100〜1,200cc/日
膀胱の状態	膀胱での蓄尿：300〜500cc （膀胱容量：500cc） 尿意は200〜300cc	膀胱の萎縮・弾力性の衰え 膀胱支配神経の不安定、膀胱内圧の異常 骨盤底の衰え、尿道の狭窄
男女差	尿道の長さ 　男性/16〜20cm 　女性/3〜4cm	障害 　男性に多い排出障害 　女性に多い蓄尿障害
1回の尿量	200〜300cc	100〜150cc
排尿頻度	5〜6回/日	頻尿傾向：8〜10回/日（日中：6〜8回） 夜間多尿傾向：ホルモン分泌の日内変動 （就寝時：2〜3回）
尿流率	20〜30cc/秒 （排尿時間：15〜30秒）	尿流率の低下：老化や疾患の影響 残尿、尿路感染

※尿流率：勢いのいい尿が出るかどうかの目安となる数値。尿量にもよりますが、1回の排尿時間が30秒程度であれば健康な状態といえます。1分以上かかるようだと、尿の排出障害の可能性があります。
（排泄ケアナビ．ユニ・チャーム．http://www.carenavi.jp/jissen/nyo_care/tokucho/kihon.html）

表3　正常な排便とは

回数	1日1回が理想。1日2回も可。1日排便がなくても、最低でも3日に1度は必要
量	大人であれば100g〜150gくらい
形	棒状で有形。水っぽいものは注意
色	茶褐色や黄土色。白っぽい便、あるいは黒っぽい便が続くようであれば注意
臭い	食べ物の影響もあるが、もし血液が腐ったような悪臭があれば注意
出方	便意を感じてから多少のいきみでスムーズに出せる
その他	固い便であれば多少肛門周囲が一時的に痛むこともある。常時出血を伴うようだと注意。便意は、ある程度我慢することも大切だが、我慢し続けると感じなくなってしまう。便意を我慢することを続けていると、便意がはっきり認識できなくなるので、なるべく我慢せずに出すことが大切である

（西村かおる監：すぐに役立つ介護の情報．https://www.elleair.jp/attento/care/care_1_01.php≠Care_1_03）

3章　生活を支えるモーションエイド

排泄の過程を理解する

食べる・飲む
- 十分な量の食事・水分摂取のためのアセスメントとケア

消化
- 内臓（消化器）の動きを健康に、活発にするケア
- 全身運動をうながすケア

送る・溜める
- 排尿管理（高齢者では特に夜間）
- 腸管の動きをよくするケア

尿意・便意
- 排泄のための生活環境の整備
- 疾病、認知機能、障害などへの対応

移動・移乗
- 安全な移動方法の確立と支援（トイレへの移動が可能な場合）
- ポータブルトイレのセッティング・調整

脱衣
- 安全かつ負担の少ない方法での介助

座る・出す
- 排泄時の座位姿勢の調整（身体各部のコントロール、テーブル・福祉用具の使用）
- 適切なおむつの選択と使用（交換）

着衣
- 安全かつ負担の少ない方法での介助

移動・移乗
- トイレやポータブルトイレからベッドへの安全な移動・移乗

24時間の中で考える、排泄のためのモーションエイド

　健康な排泄のためには、普段の姿勢管理も重要です。普段から内臓を圧迫するような姿勢はとるべきではありません。

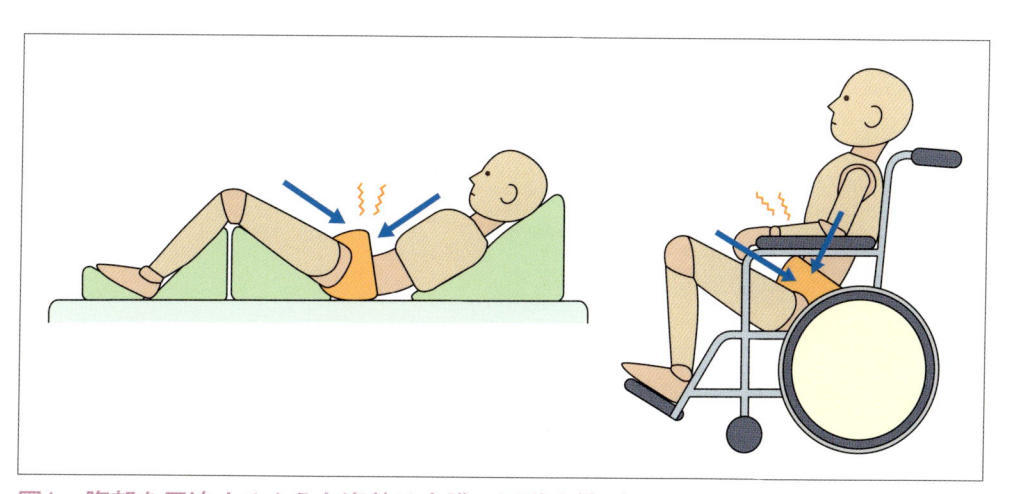

図1　腹部を圧迫するような姿勢は内臓の活動を妨げる

105

排泄時の基本姿勢

　排泄のモーションエイドを考える際には、排泄に特徴的な姿勢を知る必要があります。排泄に使う用具としては便器があり、わが国には（特に現在の高齢者においては）文化的に定着したいわゆる和式便器がありますが、これは身体のコントロールが十分でなくなった人が利用するには不適切で、洋式便器を使うことが基本となります。

　排泄物には、小便と大便があり、女性は同じ便器に、男性は小便器と大便器を使い分ける慣習があります。そのため、男性については立位で行う小便器は状態像によっては活用を検討する必要があります。

　しかしここではまず、座位での大便・小便の排泄を基本として述べていくこととします。

座位での排泄姿勢

　大便の排泄時の姿勢は、便器に腰かけ、背筋を伸ばし、膝を曲げ、両足を接地して足底に体重をかけて安定させてから、上体をやや前傾させます（図2）。前傾姿勢をとることによって、「いきみ」により腹圧が効果的にかかり、スムーズな排便を促すことができます。ここで重要なことは、（普段私たちがそうしているように）腹圧をかけるために前傾姿勢をとる必要があるということです。つまり、排泄時の姿勢のポイントとなるのは「安定と前傾」です。

　しかし、排泄介助が必要な人では、自然に前傾姿勢をとることができない人がほとんどであるため、安定した座位をつくってから、意識的に前傾姿勢をとるように促す必要があります。

　なお、前傾姿勢で腹圧を加えることが必要なのは大便に限りません。小便も加齢とともにその量と排泄時の勢いが減衰していくため（表2）、意識的に腹圧をかけることでスムーズな排泄を促すことができます。

　現在、排泄時の安定した前傾姿勢を保持するための様々な福祉用具も提供されていますので、それらの使用も検討していただきたいと思います（図3）。

> **ポイント**
> ● 排泄時の座位姿勢では、体幹だけでなく、骨盤も前傾させることが重要です。それにより排泄しやすい尿道の向き、肛門直腸角になります。

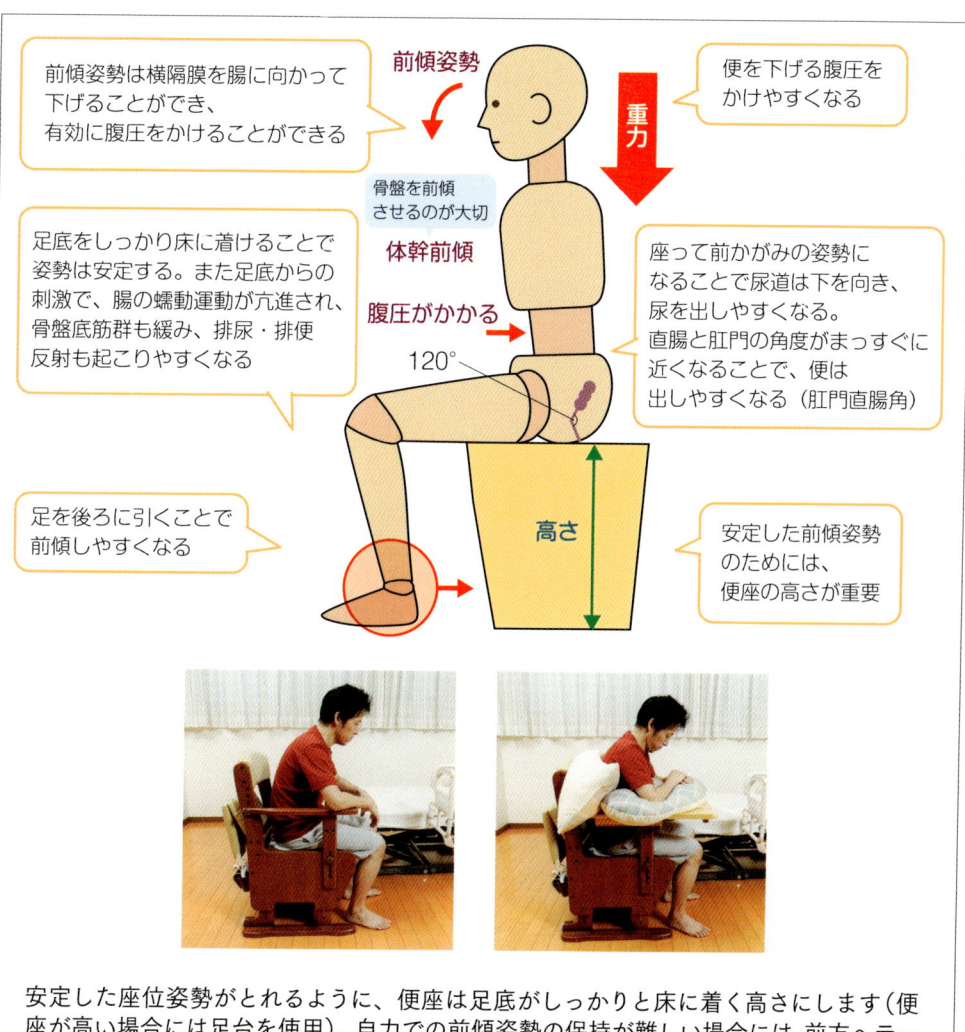

3章　生活を支えるモーションエイド

図2中の注釈:

- 前傾姿勢は横隔膜を腸に向かって下げることができ、有効に腹圧をかけることができる
- 前傾姿勢
- 便を下げる腹圧をかけやすくなる
- 重力
- 骨盤を前傾させるのが大切
- 体幹前傾
- 腹圧がかかる
- 足底をしっかり床に着けることで姿勢は安定する。また足底からの刺激で、腸の蠕動運動が亢進され、骨盤底筋群も緩み、排尿・排便反射も起こりやすくなる
- 座って前かがみの姿勢になることで尿道は下を向き、尿を出しやすくなる。直腸と肛門の角度がまっすぐに近くなることで、便は出しやすくなる（肛門直腸角）
- 120°
- 高さ
- 足を後ろに引くことで前傾しやすくなる
- 安定した前傾姿勢のためには、便座の高さが重要

安定した座位姿勢がとれるように、便座は足底がしっかりと床に着く高さにします（便座が高い場合には足台を使用）。自力での前傾姿勢の保持が難しい場合には、前方へテーブルなどを置いて（写真右）、体ごともたれかかってもらうのも1つの方法です。

図2　排泄時の良い姿勢

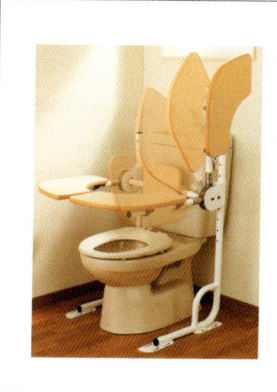

ハートリーフレスト テーブルタイプ（パシフィックサプライ）
トイレ用サポート手すり。テーブルの上に肘を置き、姿勢を安定させることができる

楽助さん（イデアライフケア）
トイレ・ポータブルトイレでの前屈姿勢補助、車椅子などでの姿勢姿勢補助・転倒防止、立位補助時などに使用

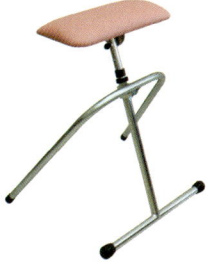

図3　排泄時の姿勢保持のための福祉用具の一例

107

> **コラム** 日頃の生活のなかで意識的に
> 前傾姿勢をとるようにしよう！
>
> 　日頃から前傾姿勢をとっておらず、排泄のときにだけ前傾姿勢をとろうとしても、当然うまくいきません。大切なのは、日常生活でのほかのケアの場面でも前傾姿勢となる時間をいかにつくるか、足底や大腿部に重さをかける機会をいかにつくるかです。たとえばトレーニングのときにも、ただ端座位をとる練習をするだけではなく、排泄など生活の場面を想定しながら、足底や大腿部にしっかりと重さをかけるような働きかけをすることにより、初めてリハが生活に結びつくといえます。
> 　一方で、姿勢だけをみていても排泄はうまくいきません。いくら姿勢がよくても、腹部の筋緊張が高い、お腹がカチカチの状態では、腹圧はうまくかからないからです。そのため、日頃からケアの中でしっかり腹部を動かし、よい身体の状態をつくっていくことが重要となります。

排泄で問題になる後傾姿勢と臥位との関係

　排泄時の正しい姿勢をより深く理解するために、別の視点から整理してみましょう。
　体幹の維持能力が低い場合などは、座位から前傾姿勢がとれないばかりか、そもそも安定した座位姿勢をとることができません。多くは、背筋を伸ばした姿勢も取れず、後ろにずるっとずり落ちた後傾姿勢になりがちです。後傾姿勢になると、図4に示したように、足が浮き上がり、足底に体重もかけられないため、姿勢が安定しません。
　この姿勢の延長線上にはどんな姿勢があるでしょうか。それは臥位です。安定した座位姿勢がとれない人は、椅子の上で、座位と臥位の中間姿勢をとっていることになります。座位が安定しないと必要な姿勢保持から遠ざかってしまいます。にもかかわらず、私たちは、トイレ（洋式便器）を使っているという理由だけで、臥位とほとんど変わらない「かたちばかりの座位」で排泄介助を行っている気になっているわけです。
　こんな排泄介助では出るものも出ません。

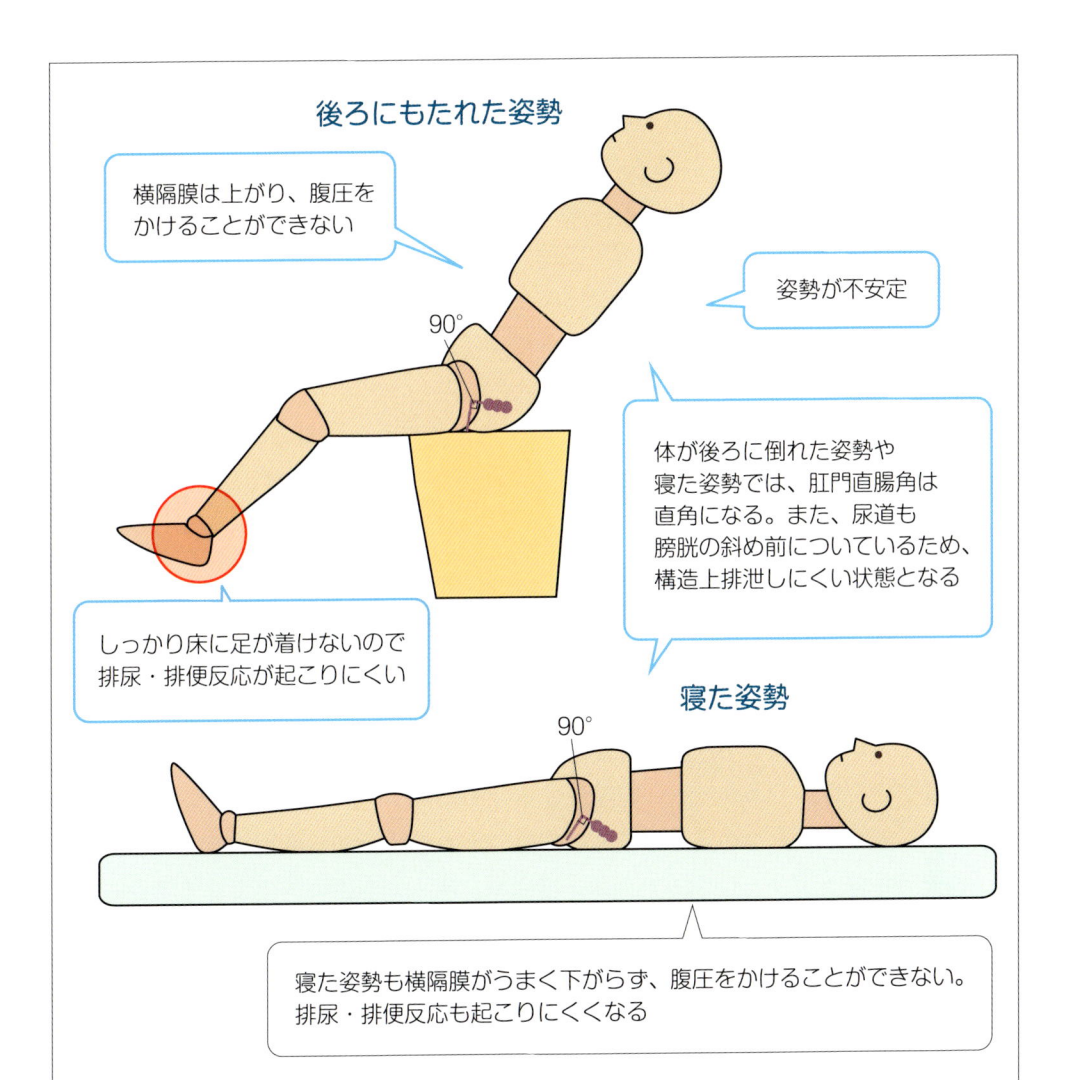

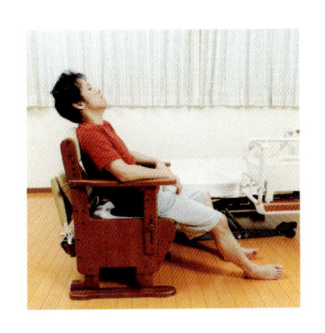

3章　生活を支えるモーションエイド

後ろにもたれた姿勢

横隔膜は上がり、腹圧をかけることができない

姿勢が不安定

体が後ろに倒れた姿勢や寝た姿勢では、肛門直腸角は直角になる。また、尿道も膀胱の斜め前についているため、構造上排泄しにくい状態となる

しっかり床に足が着けないので排尿・排便反応が起こりにくい

寝た姿勢

寝た姿勢も横隔膜がうまく下がらず、腹圧をかけることができない。排尿・排便反応も起こりにくくなる

このような姿勢では、人の身体の構造上、うまく排泄することができません。結果として、バルーン留置や下剤・浣腸などを使用しないと排泄できなくなることにつながります。排泄時の姿勢が悪いために、またはベッド上での排泄を余儀なくされているために、本当は自力で排泄できる力があるのに、こういった状況に陥っていることはないでしょうか。

図4　排泄時の悪い姿勢

109

◎理由は安易なおむつ利用

　なぜ、このような状況になっているのでしょうか。その理由は、安易なおむつ使用にあります。私たちは（いくら品質が向上したとはいえ）安易におむつを使い過ぎてはいないでしょうか。排泄に少しでも問題があればすぐにおむつを使う。たとえば、前述したように男性では小便は立って、大便は便器に腰かけて排泄を行いますが、大便用におむつを使いつつ、小便では立っての排泄介助を行うケースはほとんど見当たりません。これは、小便でも大便でも、排泄に問題が起きればすべておむつですましてしまっているからではないでしょうか。

　基本的には、男性・女性、小便・大便、そのそれぞれと対象者の機能を勘案して、目指すべき生活を踏まえた排泄ケアを考えることが必要なはずです。

おむつ適応のアセスメント

　おむつは、福祉用具として、非常に優れたものの一つといえます。しかし、優れた福祉用具であるからこそ、適正なアセスメントが求められます。現在は、パンツ型など様々なものがありますが、安易な使用は避けたいところです。なぜなら排泄は老廃物を出すことが目的であり、それを達成するためには、それに適した姿勢が必要となりますが、安易なおむつの着用は多くの場合、それを阻害する要因に成りうるからです。便意や尿意がコントロールできない場合や、本人が自由に外出できるようにするといった場合など、おむつはあくまで補助的に活用すべきものです。

　現在のおむつ使用のあり方は、あまりに安易であり、「トイレの代用品」となってしまっているのではないでしょうか。これが定着すると、おむつの早期使用による不活発性、ひいては寝たきりを増やすことになっていきます。

　矛盾するように思われるかもしれませんが、おむつの使用は、できるだけおむつを使用しないで排泄できるようにするための補助具として活用すべきです。

　上記を踏まえ、以下に尿意・便意のメカニズム、移動介助の方法とおむつの使用法について解説します。

尿意・便意

　健常人の場合、尿意は、尿が膀胱に200～300mL程度溜まったときに、膀胱から脊髄神経を経て大脳に伝わります。一方、便意は、直腸・肛門に便が溜まったときに、肛門から脊髄神経を経て大脳に伝わります。

　尿意・便意は内臓から脳へ伝達された信号に基づき、脳から発せられるものです。尿意や便意を感じない、または尿意・便意が正しくない場合に、その原因としては、神経損傷（脊髄、骨盤内の手術、糖尿病、神経難病など）や廃用性（安易なおむつ、

膀胱留置カテーテルの使用)、コミュニケーション不足(失語症、介護者不足)、重度の認知症などがあげられ、特に高齢者の場合はこれらの要因が複合していることが多いといわれています[1]。

尿意や便意が察知できない場合、その原因が尿意・便意の体内伝達の不具合にあるのか、それとも本人はそれを受け取っているものの、他者へ伝達する手段に不具合があるためなのかを検証する必要があります。

しかし、いずれの場合でも私たちがまず考えなければならないのは、それ以前に排泄できるための生活環境をちゃんと提供できているかということです。そのうえで、疾病や認知機能、障害などへの対応を考慮していくべきです。

移動・移乗

正常な排泄は、特定の場所で行うため、排泄には移動が伴います。トイレやポータブルトイレを使用する場合に、臥床しているベッド等からそれらの便器のある場所まで、移動と移乗をする必要があります。

ここでは移動・移乗時に必要な要件と対応について述べていきます。

トイレへの移動が可能な場合

トイレへの移動が可能な場合に必要なのは、①安全に、②排泄時点に間に合うタイミングで行うということです。そのためには、これらを満たす移動方法の確立とその移動の支援が重要になります。

ポータブルトイレを使用する場合 (Lec 1)

トイレまでの移動ができない、あるいは適当でない場合、移動距離と要する時間を省略できるポータブルトイレは、自然な排泄姿勢をとるうえで便利なものといえます。

ポータブルトイレを使用する場合に重要なのが、「セッティング」と「調整」です(図5、6)。セッティングでは、ベッドからポータブルトイレへの移動距離が長すぎないこと、また移動時の回転が少ないようにトイレを配置することを考慮します(図5)。一方、調整では、対象者の状態に合わせた肘かけの設置、便座の柔らかさへの配慮、便座の高さの調整、蹴り込みスペースの設置への配慮などが必要です(図6)。

Lec 1　ベッドからポータブルトイレへの移動・移乗

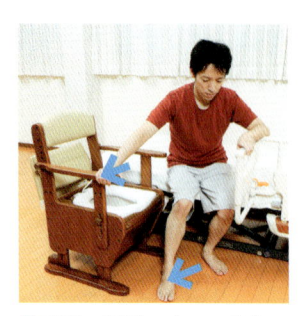

❶ 手足の移動　座った状態でポータブルトイレ側へ手足を移動させる

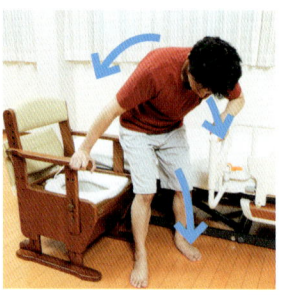

❷ 方向変換のための体重移動　臀部の重さを軸足（左）に移し、臀部が浮いてきたら膝を伸ばし、臀部を回転させる

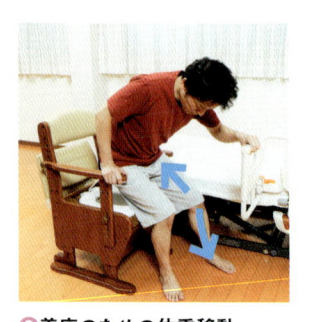

❸ 着座のための体重移動　ポータブルトイレに着座するために、頭部を前方に傾け、臀部をしっかり奥まで入れる

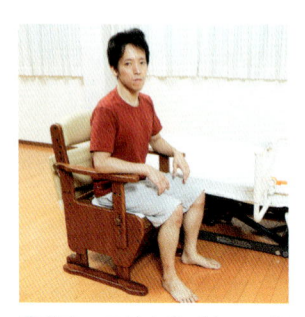

❹ 着座　下肢を曲げながら腰を降ろす

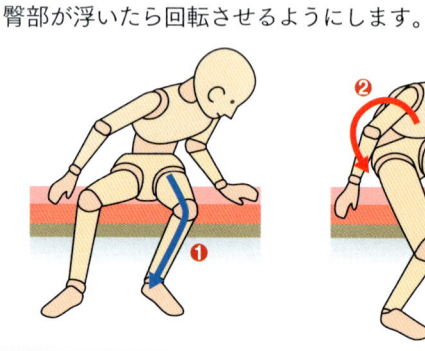

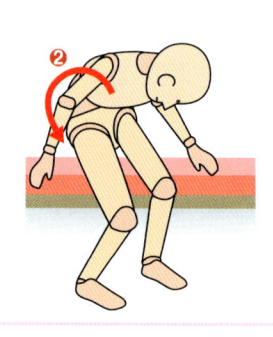

ベッドからの移乗では、まず臀部の重さを下肢に移し、臀部が浮いたら回転させるようにします。

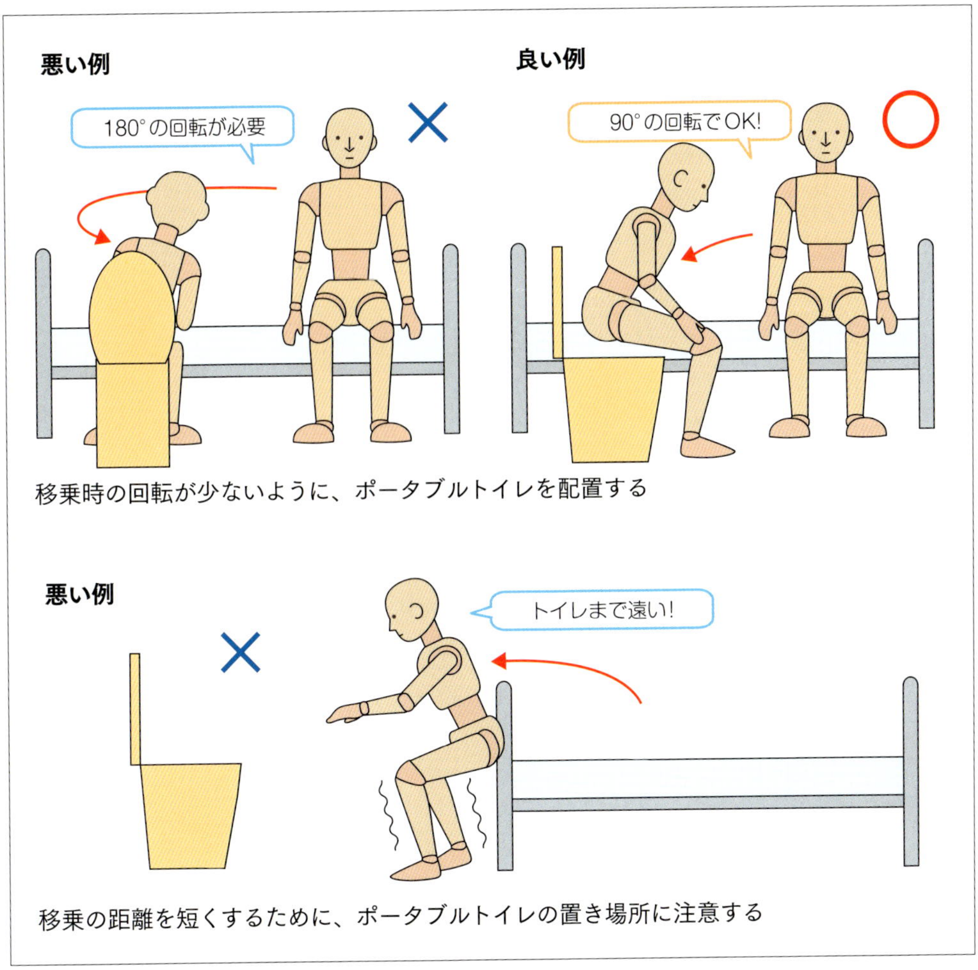

3章　生活を支えるモーションエイド

悪い例　　　　　　　　　　　良い例

180°の回転が必要　　　　　　90°の回転でOK!

移乗時の回転が少ないように、ポータブルトイレを配置する

悪い例

トイレまで遠い！

移乗の距離を短くするために、ポータブルトイレの置き場所に注意する

図5　ポータブルトイレのセッティング

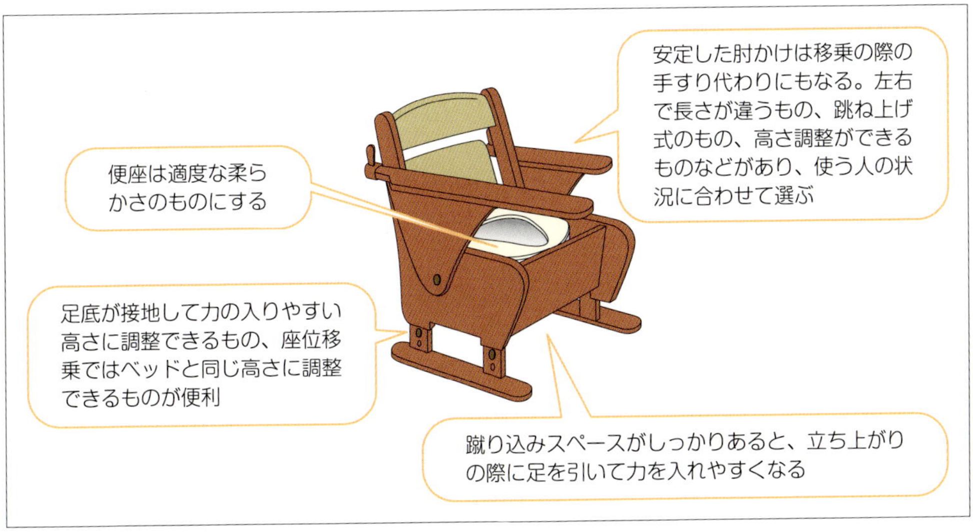

安定した肘かけは移乗の際の手すり代わりにもなる。左右で長さが違うもの、跳ね上げ式のもの、高さ調整ができるものなどがあり、使う人の状況に合わせて選ぶ

便座は適度な柔らかさのものにする

足底が接地して力の入りやすい高さに調整できるもの、座位移乗ではベッドと同じ高さに調整できるものが便利

蹴り込みスペースがしっかりあると、立ち上がりの際に足を引いて力を入れやすくなる

図6　ポータブルトイレの調整

コラム 排泄時の姿勢に配慮したポータブルトイレ

　現在、排泄に必要な前傾姿勢を取りやすいように設計されたポータブルトイレも開発されています。ここで紹介する「ナーセント®ポータブルトイレ」（アイ・ソネックス）もその一つです（図7）。

　このポータブルトイレは、手すりの長さを変えられるようになっており、手すりを長くすることで、立ち上がりや腰を下ろすときに前方を支持することができるため、楽に後方へ体重移動ができます。また、手すりに身体を傾けて前傾姿勢をとることができるため、より生理的な排泄姿勢をとることが可能です。

　便座下の足を置く部分も踵が引けるようになっており、しっかりと足を引き、足底をつけることができるため、腹圧がかかりやすくなっています。便座も前方が丸く、便器のような形状をしていることで大腿部に重さがかかりやすく、腹圧が上がります（スチール製丸形）。また臀部の小さい人には、落ち込みを防ぐため、便座を前後に付け替えられるものもあります（木製ピボット型）。

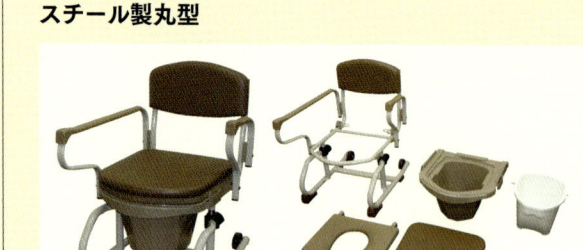

スチール製丸型　　　　　　　　　　　　　　**木製ピボット型**

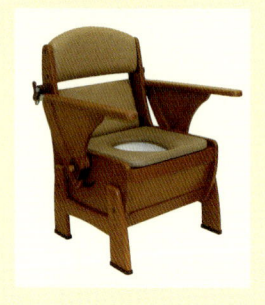

図7　排泄姿勢に配慮したポータブルトイレの例
（ナーセント®ポータブルトイレ、[アイ・ソネックス]）

コラム　尿器を有効に活用しよう
―姿勢がよくなることで自立支援につながる

　尿器はあまり有効に使えていないことが多い福祉用具の一つです。使用されていても、排泄のための姿勢の配慮がなされていない状況を目にすることが少なくありません。尿器を使用する場合にも、ただ臥位の状態で尿器を陰部にあてるというのではなく、より生理的な排泄に近い姿勢にすることが大切です。

　また最近は装着型の尿器もあるため、外出時や車椅子座位時にも、これらの尿器を使用することにより、安易なおむつの使用を避けることもできます。

　排泄の問題が解決すると、意欲・活動性の向上につながり、生活が豊かになります。

　現在、様々な尿器が提供されています（図8）。尿器を使用する際には、対象者の状況を見ながら、陰部にうまくあてることができるか、排尿後に尿器をこぼさずに置けるか、置き場所に無理がないかなどに配慮しながら、選択するのがよいでしょう。

こぼれ防止機能が付いた尿器
コ・ボレーヌ＜男性用＞（ピップ）

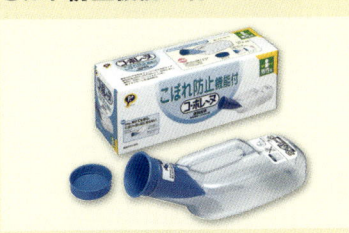

レシーバーとタンク部分が分離した尿器
安楽尿器DX＜男性用＞（浅井商事）

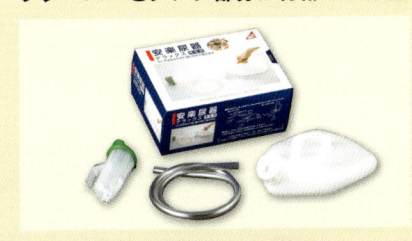

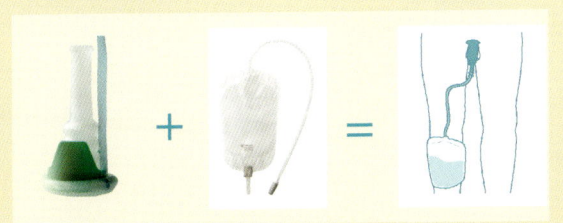

装着型の尿器
コンビーン® セキュアー　ワンピースタイプ＋
コンビーン® レッグバッグ（コロプラスト）

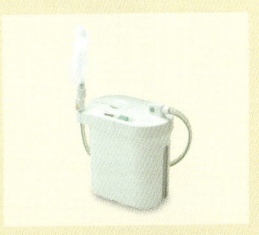

吸引型の尿器
スカットクリーン＜男性用セット＞（パラマウントベッド）

図8　尿器の例

ズボン・下着（おむつ）の着脱

トイレでのズボン・下着（おむつ）の着脱 (Lec 2)

　　ズボン・下着（おむつ）の着脱を介助する際には、安定した姿勢が必要です。対象者の立つ力など、状態にもよりますが、広さや、手すりなど環境に影響されることも少なくありません。どのような状態でも快適な排泄支援をするためには、必ずしもまっすぐに立った姿勢での着脱介助を行うことにとらわれないように、着脱においても私たちの自然な動きを理解しておくことが大切です。

Lec 2　介助者による着衣（おむつを上げる）

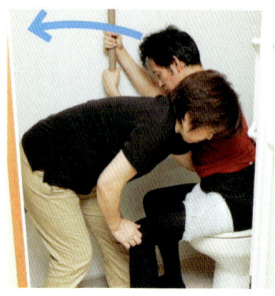

❶介助バーにつかまり立ち 対象者に片側のバーを両側で支持してもらい、支持している側の足を引き、逆を少し出す

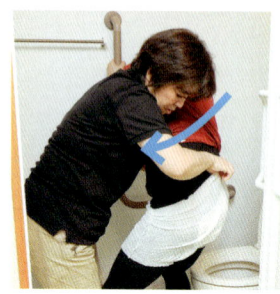

❷おむつの引き上げ 立つときには、上方や前方ではなく、上肢側に向くように回転を入れるようにして立ち上がりをサポートする

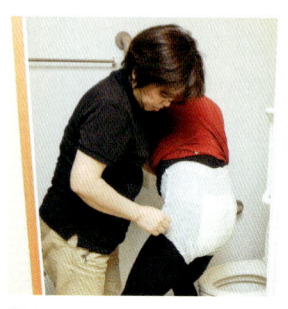

❸おむつの引き上げ 片手で体を支え、おむつを上げる

✕ 着衣（おむつを上げる）の悪い介助例

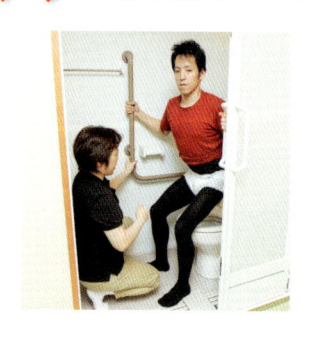

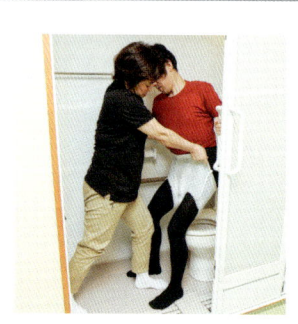

不安定な姿勢のまま、おむつを引き上げている
対象者は両手で介助バーをつかんで立ち上がっているが、重心が後方にあり、不安定な状態

ポータブルトイレでのズボン・下着（おむつ）の着脱 (Lec 3〜4)

　　ポータブルトイレを使用する場合も同様です。まっすぐな立位での着脱にとらわれず、私たちの自然な動きを利用します。また立位だけではなく、私たちは座位で着脱

3章　生活を支えるモーションエイド

を行うことも可能であり、そのような動きを理解していれば、立位が不安定な場合でも自立も可能であり、またサポートの必要な場合でも楽に介助することができます。

Lec 3　対象者が自力で脱衣する場合（おむつを下ろす）

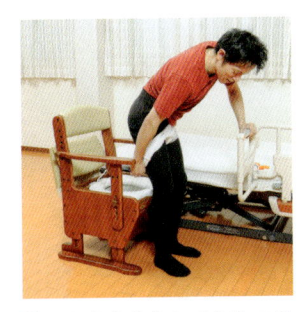

❶つかまり立ちしておむつを下ろす　左手でベッドに設置した移乗バーにつかまり、前傾しながら立ち上がり、右手でおむつを臀部下まで下ろす

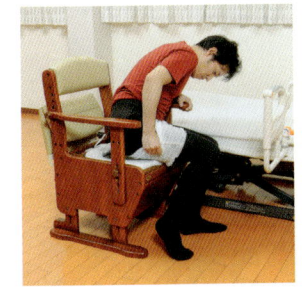

❷着座しておむつを下ろす　ポータブルトイレに座り直す。肘かけに体重を預けながら、片方ずつ臀部を上げ、さらにおむつを下ろす

Lec 4　介助者による着脱（おむつの上げ下げ）

おむつを下ろす

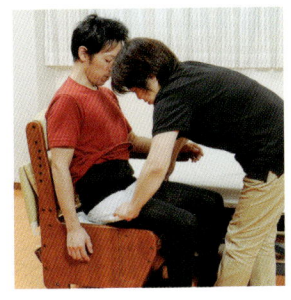

❶着座した状態でおむつを下ろす　ポータブルトイレに着座させた状態で、おむつを臀部下まで下げる

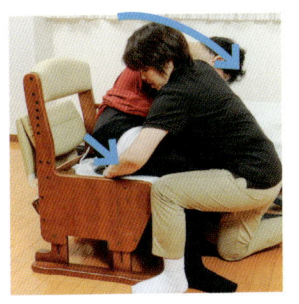

❷臀部を挙上（右）しておむつを下ろす　対象者の左腋窩下に手を入れ、支えながら左前に前傾させる。右側の臀部を上げ、おむつを下ろす

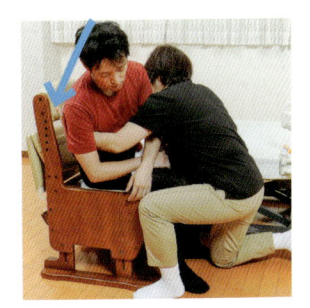

❸臀部を挙上（左）しておむつを下ろす　同様に右腋窩下に手を入れ、支えながら右前に前傾させ、反対側のおむつも下ろす

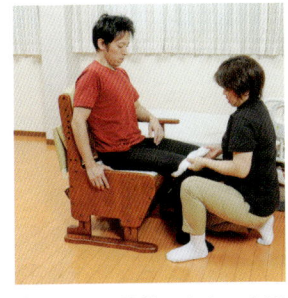

❹着座した状態でおむつを下ろす　着座させた状態で、さらにおむつを下ろす

おむつを上げる

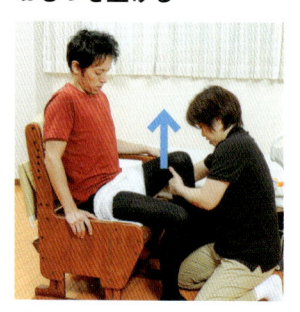

❶着座した状態でおむつを上げる ポータブルトイレに着座させた状態で、片足ずつおむつをはかせ、臀部下まで上げる

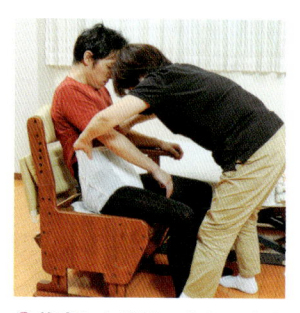

❷着座した状態でおむつを上げる おむつの前面を腰まで上げる

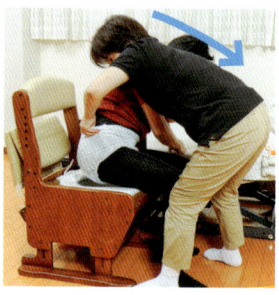

❸臀部を挙上（右）しておむつを上げる 対象者の左腋窩下に手を入れ、支えながら左前に前傾させる。右側の臀部を上げ、おむつを上げる

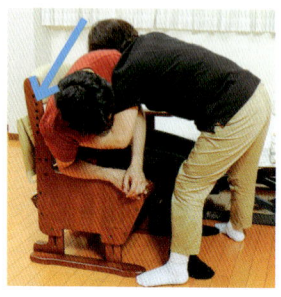

❹臀部を挙上（左）しておむつを上げる 同様に右腋窩下に手を入れ、支えながら右前に前傾させ、反対側のおむつも上げる

❌ 着衣（おむつを上げる）の悪い介助例と改善例

悪い例 肘かけを両手で把持して、不安定な姿勢のまま着衣の介助を行っている

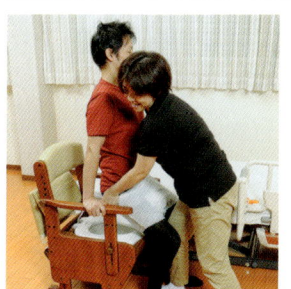

立位になるのに上肢支持が必要な対象者の場合、ポータブルトイレの肘かけを両手で把持すると、しっかり前傾することができず、かつ伸びた立位をとることも困難である。また、この姿勢を保持することもつらい

改善例 つかまり立ちしておむつを上げる

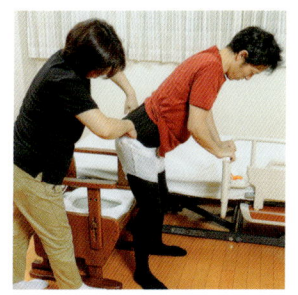

ベッドに設置した移乗バーに両手でつかまり、前傾してもらう立位であれば安定するので、対象者・介助者の双方が楽になる

おむつの選択と使用

　尿・便失禁による汚染から解放してくれる便利な福祉用具として、おむつの利用があたり前になっています。しかし、トイレに行かずにベッド上で臥床したまま排泄を行うということは、「あたり前」なことではありません。少なくとも本人以外が「しょうがない」と安易に考えて行ってよいことではありません。おむつを使うことの「不自然さ」をまず、理解しておきたいところです。

　また、おむつは使い方を誤ると、多くの弊害を招く恐れがあります。そのため、おむつの特性やあて方などについて、正しい知識や技術を身につけ、生活状況や身体状況を評価しながら個々の状態に合わせて取り入れることが大切です。おむつを賢く正しく使うことができれば、排泄物を汚染なく処理できたり、何より対象者に不快感を与えにくく、介護者の負担も減ります。おむつを使用するのであれば、対象者・介護者双方の生活が豊かになるような使用にしたいものです。

間違ったおむつの使用が身体（姿勢）に与える影響

　排泄時には、体幹を前屈させ、骨盤が前傾した座位姿勢をとります（図2）。前述し

たように、このような姿勢は身体のメカニズム的にも排尿便しやすい姿勢といえます。したがって、おむつ使用時にも、これらの排泄のメカニズムを妨げないようなおむつの選択、あて方をするようにしましょう。

　間違ったおむつの使用が長期間続くことで、排泄行為を妨げるばかりでなく、体幹や股関節の動きも妨げることになり、排泄に必要な座位姿勢がますますとりづらくなります。このようなおむつの使用による排泄時の姿勢への影響について、以下に詳しく述べていきます。

◎おむつの重ね使い、不適切なあて方が、排泄に必要な動きを制限する

　パッドを重ねてあててはいないでしょうか。パッドを重ねると、重ねたパッドの厚みによって股関節を開排させ、股関節は外転・外旋し、一方、骨盤は常に後傾した状態になります。

　たとえ、テープ止め紙おむつと尿取りパッドの2枚のみの使用であっても、あて方を間違えると、やはり同様なこととなり、股関節の屈曲などの動きが妨げられ、さらには体幹の屈曲も制限されることになります。つまり、排泄に必要な動きが奪われることにつながります。

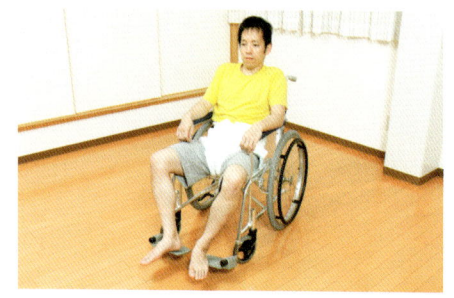

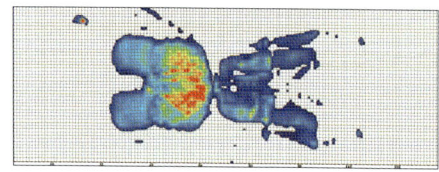

座位　　　　　　　　　　　　　　　　**仰臥位**

おむつを重ねていることで圧が高くなり、かつ股関節が開き骨盤が後方に倒れるため、さらに仙骨部の圧が高くなっている

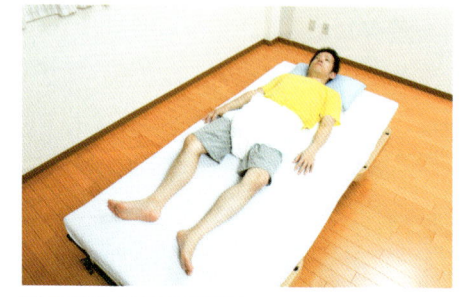

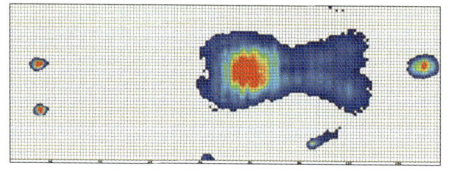

仰臥位でも同じ現象が起きるため、仙骨部の圧は高い。仰臥位では股関節が開くことで下肢が曲がるため、全体が浮いてしまい、さらに仙骨部の圧が高くなっている

図9　おむつを重ねて使用したときの姿勢と体圧
(田中マキ子，下元佳子編：在宅ケアに活かせる褥瘡予防のためのポジショニング．中山書店；2009．p.77より)

◎動きの妨げがさらに姿勢を変える（ゆがみ・ねじれ・くずれの原因となる）

このような状態で臥位になったときには、股関節と膝関節が軽度屈曲位となり、両下肢はベッド上から浮き上がって、接地面積も減るため、両下肢は常に不安定な状態になります。座位をとったときには、重力の影響も加わり、体幹は屈曲位、頸部は屈曲位あるいは過伸展位、両足部は床から離れて体重を支えられないためにより不安定な状態になります。一方で身体は安定しようとして、そのために筋を緊張させ、身体を固めてバランスをとるようになります（図9）。

> **ポイント**
> ●おむつの重ね使いや間違ったあて方は、動きの制限をもたらだけでなく、身体を緊張させ、不良姿勢をまねくことにもつながります。

介助者が与える影響－おむつ交換時の不快な刺激が筋緊張を引き起こす

介護方法による問題も挙げられます。体位変換のときに、身体をひと固まりにしてモノのように運ぶ、ゴロンと棒を転がすように寝返りをさせることは、安定しない姿勢を強いるため、対象者はリラックスできず、それによって筋緊張の亢進をまねきます。同様に、寝返りのときに上肢を強く握って持ち上げる、おむつをあてるときに急激に股関節を開くなどの行為も不快な刺激になります（図10）。こういった行為が対象者の関節を硬直させることにつながります。

介助時には、自然な身体の動きに合わせて各関節をしっかりと曲げて、安定した姿勢をつくりながらおむつ交換をするようにしましょう。そうすれば、対象者の身体の緊張は低下していきます（Lec 5、6）。

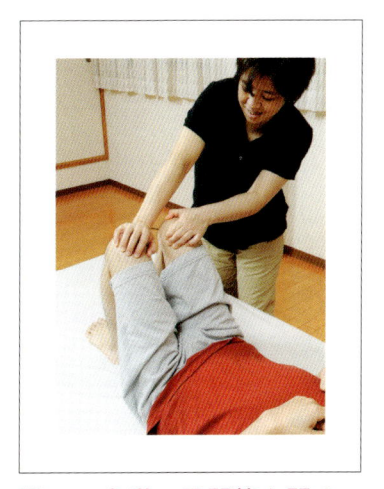

図10　急激に股関節を開くのは不快な刺激となる

> **ポイント**
> ●対象者にとって不快な刺激は筋緊張をまねきます。誤った介助法が、より介護しづらい身体をつくっているということを認識する必要があります。

| 食べる・飲む | 消化 | 送る・溜める | 尿意・便意 | 移動・移乗 | 座る・出す | 着衣 | 移動・移乗 |

Lec 5　拘縮がある場合の自然な動きに合わせた股関節の開き方

膝を力で無理に開くのではなく、膝の間に軽く腕を入れ、ゆっくり骨盤から左右に揺らしていくと開きやすくなります。

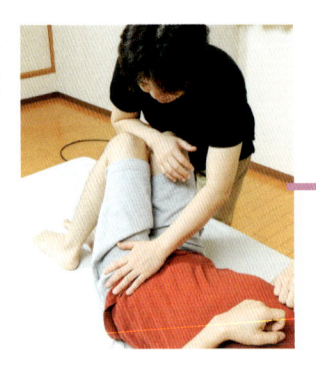

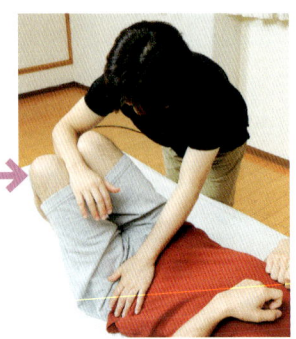

Lec 6　通常（拘縮がない）の場合と拘縮がある場合のおむつのあて方

通常（拘縮がない）の場合のおむつのあて方

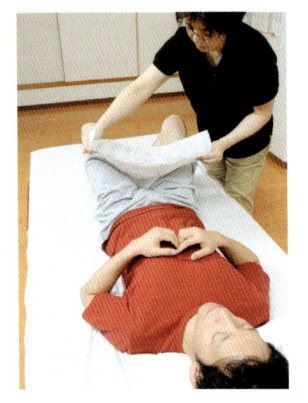

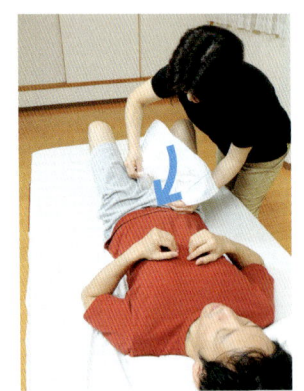

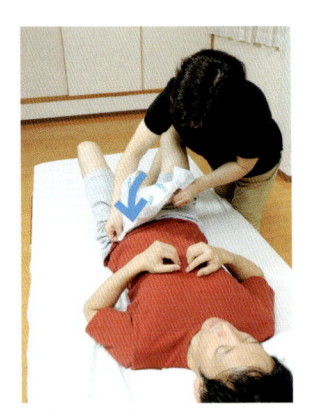

おむつを前方に出した後、ギャザー部分を把持し、左右それぞれを鼠径部（股の部分）に沿わすように上げていく

拘縮のある場合のおむつのあて方

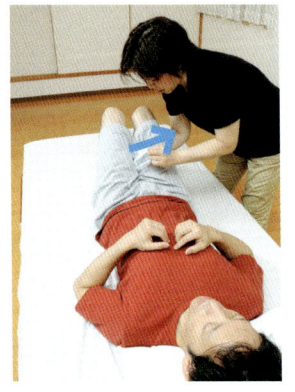

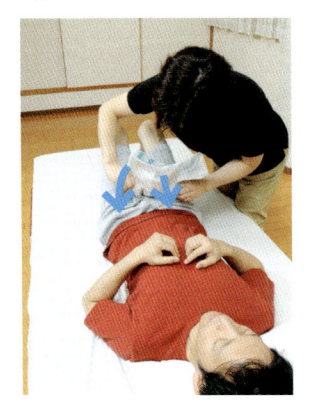

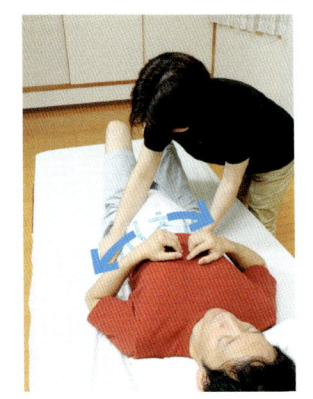

膝を無理に開くのではなく、おむつを隙間から出すようにして前方に出したら、上記と同様に身体に沿わせて上げていく

おむつを適切に選択し、有効に用いるために

排泄は1日を通して行われる行為・動作であるため、対象者の精神機能・身体機能の評価に加えて、排泄チャートなどを用いた生理機能の評価も行ったうえで、多種多様なおむつから、条件に合致したものを選択していく必要があります。

◎おむつの基本構造を知る

おむつは、排泄物を吸収するインナー（吸収体）とインナーが陰部からずれないように固定するアウターを組み合わせて使用します（図11）。

インナーは、尿を吸収するものと便を吸収するものがあるため、排泄物の性状に合わせて選択するようにします。尿を吸収するタイプでは、便を吸収しようとしても、性状の違いにより吸収体の表面を便が流れ出てしまうため、汚染の原因となります。インナーが吸収できる量についても考慮する必要があります。吸収できる容量は決まっているため、排泄された尿がそれよりも多ければ、尿は溢れ出て衣服などを汚染してしまいます。

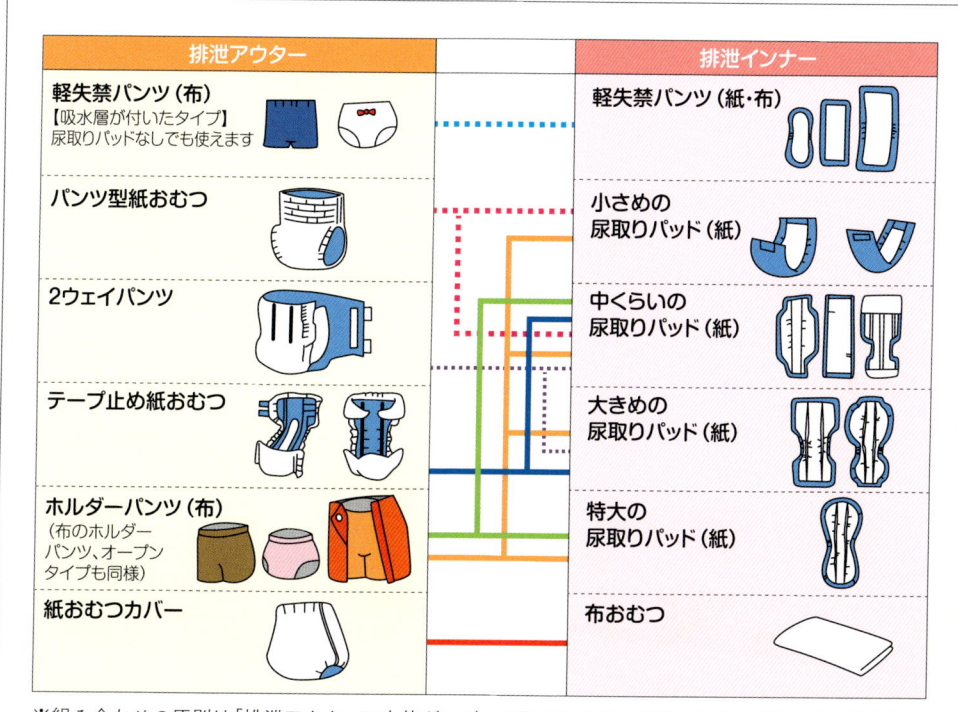

排泄アウター	排泄インナー
軽失禁パンツ（布）【吸水層が付いたタイプ】尿取りパッドなしでも使えます	軽失禁パンツ（紙・布）
パンツ型紙おむつ	小さめの尿取りパッド（紙）
2ウェイパンツ	中くらいの尿取りパッド（紙）
テープ止め紙おむつ	大きめの尿取りパッド（紙）
ホルダーパンツ（布）（布のホルダーパンツ、オープンタイプも同様）	特大の尿取りパッド（紙）
紙おむつカバー	布おむつ

※組み合わせの原則は「排泄アウターに立体ギャザーがあるものは、排泄インナーがその中に入るもの（立体ギャザーからはみ出さないもの）」です。「フラット」といわれる大きな紙シートは立体ギャザーの間には入らず、大変使いにくいものなので、適切なアウターがありません。

図11　インナーとアウターの組み合わせの目安
（高齢者のQOLを支える！　高齢生活研究所所長　浜田きよ子さんのワンポイントアドバイス. navis-web. http://www.navisweb.jp/advice/page03.html）

これらの基準によってインナーを選択した後に、固定力のあるアウターを選択していきます。

◎おむつの機能を有効に使うためのインナーのあて方

インナー（吸収体）の吸収量を有効に使うためには、そのあて方が重要になります。吸収体の表面と尿道口が密着するようにあてるとインナーの吸収量が最大となります。インナーの形状や尿の吸収のさせ方などはメーカーによって違いがあるため、製品の特徴を調べた上で使用するようにしましょう。

◎機能的で自然なホルダーパンツ

近年はパンツ型紙おむつも薄く身体にフィットするものや通気性のよいものなど、広く入手できるようになりました。しかし、できれば重ね使いによる漏れ予防や皮膚の保護、自尊心を保つためにも使わなくてすめばと思います。

ホルダーとよばれる布製のパンツであれば、アウターとして尿取りパッドをしっかり身体にフィットさせてくれ、パッド1枚の使用ですむことも少なくありません。着脱もしやすく、要介護状態で車椅子座位の方やベッド上臥位の方でも、介護者が体重移動で身体を動かすことができれば、容易に着脱することができます。

◎おむつ装着時の介助法

対象者におむつを装着する場合、介助者が寝返りなどの動作介助を行います。このときに、身体の安定を保つためのポジショニングを行いながら、各関節の動きを出すようにして、自然な身体の動作に合わせた介助を行うことが大切です。

身体に不快な刺激を与えない、筋緊張をもたらさない介助は、介助者がすぐに始められる介助法の一つだといえます。そのためには、まず介助する手で身体を強く握ることは避け、手の平全体で包み込むように触ることを心がけるようにしましょう。また、身体を引きずる介助やおむつの不用意な引き抜きは、皮膚にずれ力を生じさせ、褥瘡発生の原因にもなるので、特に注意しましょう。

このように不快な刺激を与えずに身体の動きを出していくことが、腸の蠕動運動を誘発し、自然排便にもつながります。また、スキントラブルのない健康な身体づくりにも貢献します。

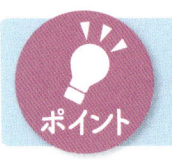

> **ポイント**
> ●介助時に不快な刺激を与えないこと、自然な動きを出していくことが、動ける身体づくりや腸の蠕動運動（自然排便）につながります。

おわりに

　排泄は私たちが生きていくために必要不可欠な生活行動です。そして何より、その人の尊厳に深くかかわる行為です。患者や利用者が排泄のことを気にかけなくてもよい生活を送れるケアが提供できるのが理想ですが、その実現は容易ではありません。

　排泄ケアとは、出てきたものを処理するだけのケアではありません。「排泄物が出やすいようにすること」「排泄物をできる限りスムーズに出すこと」「排泄物を速やかに処理すること」をトータルで行うケアです。姿勢と動作に無理なく、できる範囲で快適であり、その人の人格や生きる活力を支えるケアを行っていく必要があります。

文献
1) 穴澤貞夫ほか編：排泄リハビリテーション　理論と臨床：中山書店；2009.p.192,194.

入浴のためのモーションエイド

あたり前の入浴とは：入浴の目的と意味

　入浴とは、清潔を維持するための行為の一種であり、身体を温めることで血行を促進し、内臓を中心として体調を整える効果、これらによる適度な血圧や体温の変動、あるいは疲労感が、睡眠の準備段階にもなるという効果ももつ行為です。また、洗体や湯船につかる動作は複雑で一定の身体機能が必要になります。しかし、特に日本では文化的側面が強く、広い湯船につかってリラクゼーションを感じ、ストレスが発散するイメージをもつ日本人には、文化的に特別な意味をもつ行為ということができます。

　このように日本人にとっての入浴の意味が、直接的な目的（身体を清潔にすること）を果たすだけではないということは、直接的な目的を果たすだけなら、入浴を嫌ったり面倒くさがったりする人に対してはシャワーや清拭などほかの方法があり得るわけですから、必要に応じて使い分けることも重要です。

　でもやはり入浴は文化的側面の強いものです。それを低減して説明するとしても、あたり前の入浴とは、夜間に行う行為で、身体を洗浄するだけでなく、湯船につかってゆっくりとした時間を過ごすことということができ、構成要素としては、日本式湯船、清潔保持、1日の終了を意味する行為等が挙げられます。

　入浴という行為を促進するものは何でしょう。それは（多分に）文化的慣習です。では、妨げるものは何でしょう。それは、嗜好であり、身体的理由（時に医学的理由）から来る困難さです（表1）。

　すなわち、あたり前の入浴を行うには、（快刺激を感じる）経験と、身体の健康と、（介助が必要な場合には）プライバシーの保護が必要ということになります。

表1　あたり前の入浴の遂行に必要な主な要素

- 快刺激としての経験
- 身体の健康
- プライバシーの保護

入浴を妨げるもの
- 入浴に対する拒否感
- 入浴についての文化的価値の欠損
- 身体的理由

対象者の状況を把握する

　洗体や清潔保持のために、温水に全身を浸しての入浴という行為は、とても日本的なものです。逆に言えば、洗体・清潔保持と入浴は別のものであるということもできますし、「お風呂に入る」というときの意味には、文化的な要素が多分に含まれているということでもあります。

　このことを前提に「入浴」という行為を遂行するためには、まず、入浴をするうえで障害になることがないかを確認します。具体的には、ベッドから自力で起き上がれるか、浴室までの移動が可能か、衣服の着脱が可能か（麻痺などがないか）、浴室から浴槽へ（その逆も）の移動（移乗）が可能か、浴室や浴槽で座位姿勢がとれるか、洗体ができるかなどを評価します。これらを妨げる要因に対して必要な介助を提供していくことになりますが、そのときに、各々の動作・姿勢の援助で筋緊張を誘発させないようにすることが重要です。

入浴の過程を理解する

お湯につかりたい気持ち

浴室への移動
- ベッドからの起き上がり
- 対象者の身体機能・状態に合わせた移動介助

脱衣
- 安全かつ負担の少ない方法での介助

浴室内移動
【脱衣室⇒浴室】
- シャワーキャリーによる移動
- スロープ、滑り止め用マット、すのこの設置
- リフトの使用

浴室での座位姿勢・洗体
- 浴室用の椅子の設置・調整（滑り止め・背もたれがある、肘かけ付き、高さ調整が可能なものが望ましい）
- 座位姿勢の調整
- 安全かつ負担の少ない方法での介助

浴槽に入る
- 手すりの設置
- 椅子から浴槽への移動の介助
- リフトの使用

浴槽内で湯につかる
- 浴槽内での安定した座位姿勢をとるための調整

浴槽から出る
- 安全かつ負担の少ない方法での介助

浴室内移動
【浴室⇒脱衣室】
※上記の「浴室内移動」と同じ

着衣
- 安全かつ負担の少ない方法での介助

部屋への移動
- 対象者の身体機能・状態に合わせた移動介助

浴室への移動

ベッド上での起き上がりを援助します。→「起き上がりの介助」(p.66-68)を参照
さらに、対象者の身体機能や状態に合わせて移動の介助を行います（図1）。

杖歩行　　歩行器　　車椅子

身体機能 → より重度に

シャワーキャリー
〈体幹がしっかりした人向き〉

水まわり用車いす
〈4輪キャスタータイプ〉
（TOTO）

リフト移乗

ストレッチャー

〈頸椎・体幹が不安定な人向き〉

安楽キャリー
（モリトー）

身体機能 → より重度に

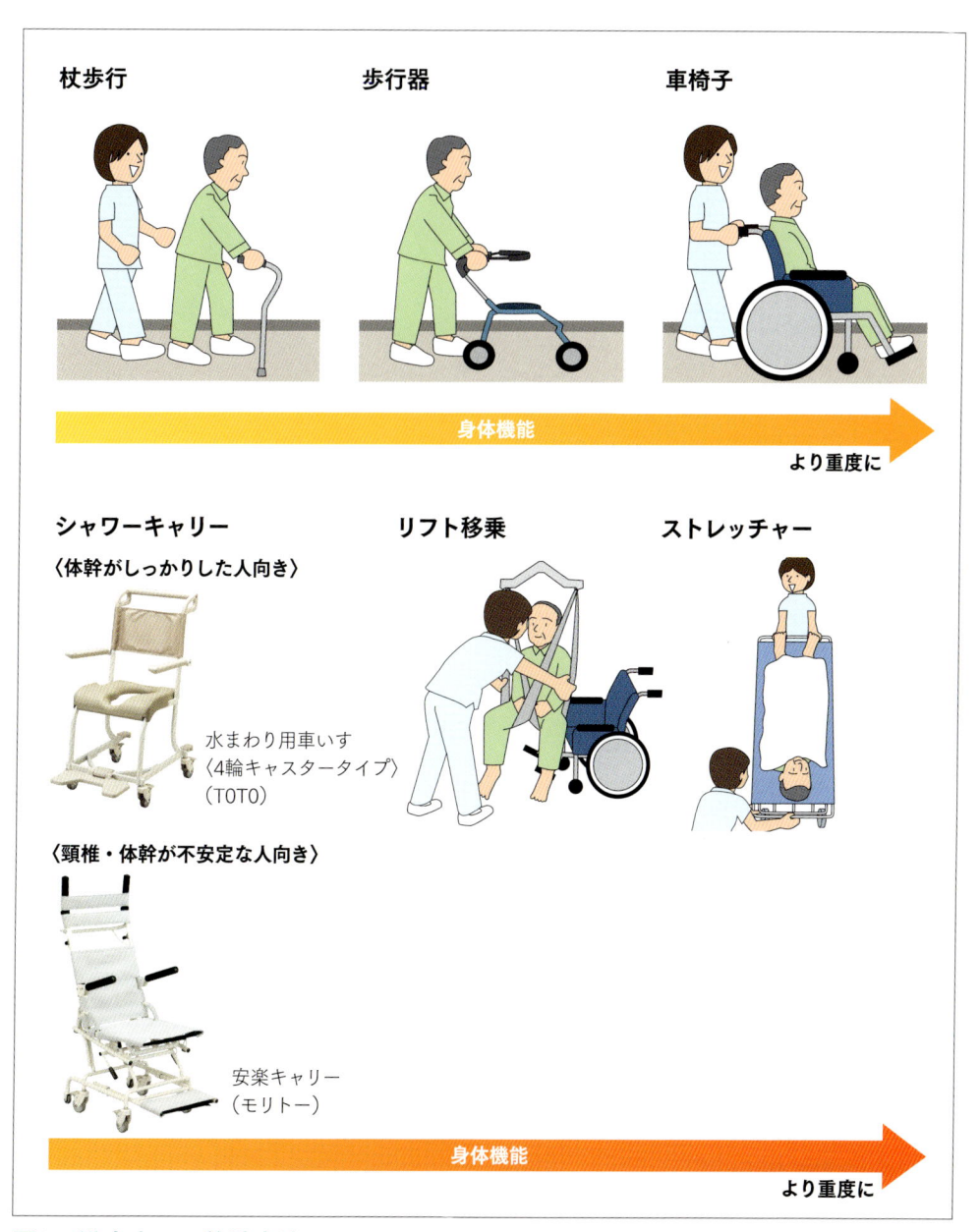

図1　浴室までの移動方法

衣服の着脱

　衣服の着脱は、対象者の状態と環境に合わせ、どの姿勢で行うかを考えます（図2）。立位でも支えがあるだけで安定性が得られますし、動けない対象者の場合には、座位や臥位でのズボンの着脱は、重さの移動をすれば人を持ち上げなくても可能です。

立位

椅子（車椅子）上座位
身体を斜めに傾け、一側の臀部に重さを移動し、対側の臀部を浮かすことで、ズボンの着脱を行う

ベッド上臥位
臀部の重さを足部に移すことで臀部を浮かせ、ズボンの着脱を行う

身体機能　　　　　　　　　　　　　　より重度に

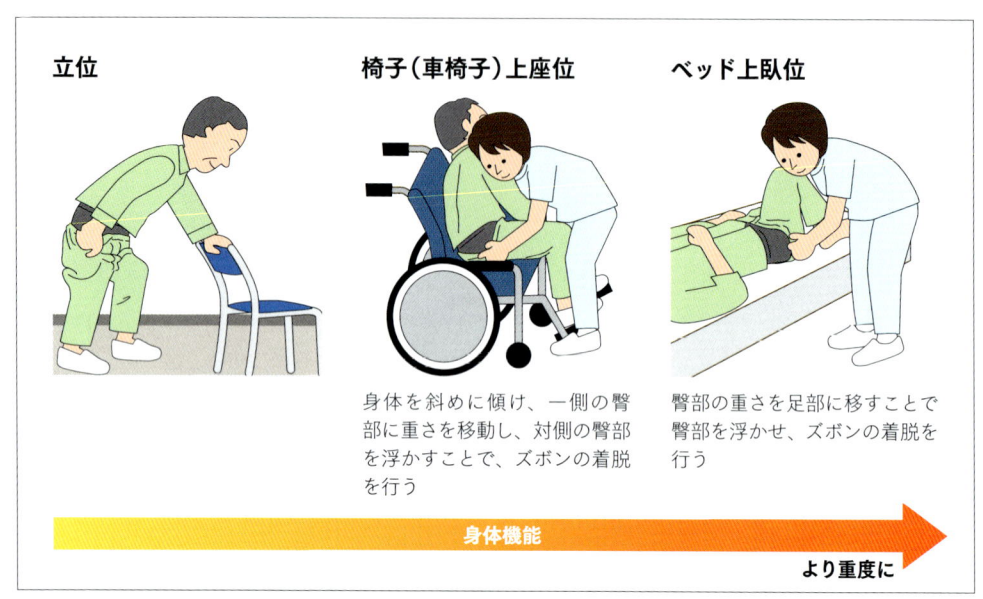

図2　衣服の着脱時の姿勢

浴室内移動

　脱衣室から浴室への移動は、歩行によるほか、シャワーキャリーを用いて行われることが多いと思います。このときに安全に移動するためには、スロープや滑り止め用のマット、（脱衣所と浴室の床の段差解消のための）すのこの設置などが有用です。

　また浴室への移動時にリフトを使用することもお勧めします。リフトの使用により、脱衣室から浴室、浴室から浴槽へ段差を気にせずに移動できるため、対象者・介助者双方の身体的負荷や転倒リスクが大幅に軽減され、非常に有用です（図3）。労力を少なくして「入浴」を実現することができます。

浴室での座位姿勢・洗体

浴室での座位姿勢

　浴室への移動後はすぐに椅子に座るようにします（図4）。椅子に座った状態で体の向きを変えることにより、滑りやすい浴室内を歩行移動しないですみ、安全です（図5）。浴室の椅子は、滑り止めがついているもので、できれば背もたれと肘かけがあり、

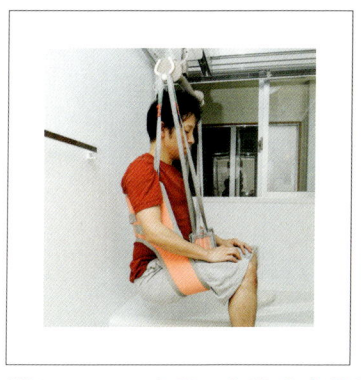

図3　リフトを用いた浴室内移動

椅子の種類・タイプ	背もたれなし	背もたれなし 座面はフラット	背もたれあり 肘かけあり	シャワーキャリー
椅子の特徴	立ち上がりやすくするため高さを付けたもの。座面での方向転換には不向き	座った状態での方向変換がしやすい	肘かけが上げ下げできるタイプでは、方向の転換や移動が可能	移動から洗体まで可能。リフト対応のものは浴槽への出入りも可能

身体機能　より重度に

図4　浴室用の椅子の種類と特徴

入ってすぐ椅子に座って向きを変えれば、滑りやすい浴室内を歩行移動しなくてすむ

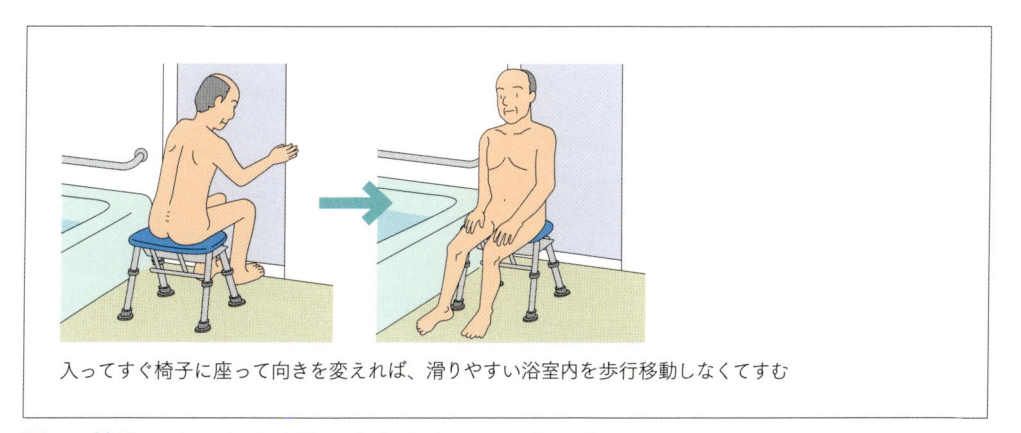

図5　椅子に座ったまま体の向きを変えるようにする

3章　生活を支えるモーションエイド

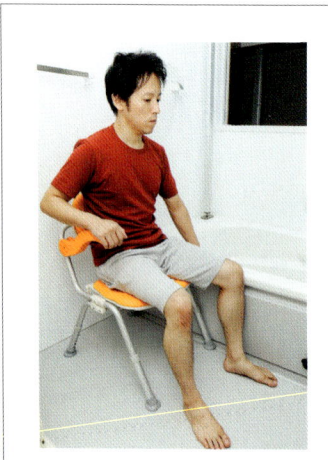

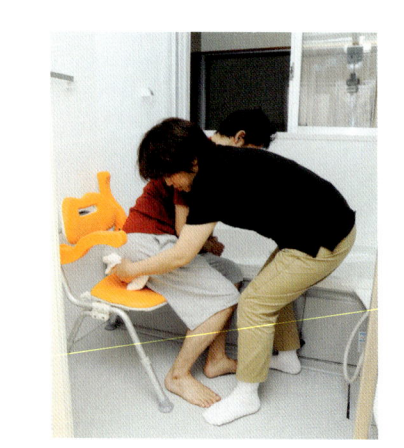

図6 浴室での座位姿勢
大腿部にしっかり体重をかけ、足底が床に付くようにする

図7 立位がとれない場合の洗体(臀部)の方法
立つことができない場合でも体を斜めに倒せば臀部も洗える

高さの調整のできるタイプのものがよいでしょう。椅子は、浴槽への移動がしやすいように、浴槽と平行となるよう横向きにして浴槽の側面と接するように置きます。座面の高さは、大腿部に体重がしっかりかかるように、また座ったときに足底が床に付くように調整します(図6)。

洗体

洗体のときに、立位がとれない場合には、椅子に座ったままの状態で体を斜めに倒すことで、臀部を洗うことができます(図7)。また、リフトを使用している場合には、臀部があいているシートを選ぶことで臀部も負担なく洗うことが可能です(図8)。

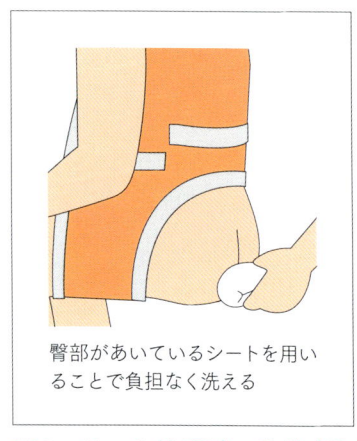

図8 リフト使用時の洗体(臀部)の方法
臀部があいているシートを用いることで負担なく洗える

浴槽への移動（浴槽に入る）

　浴室の床は滑りやすく、また浴槽と床では高低差もあるため、浴室から浴槽への移動は室内の場合より不安定となり、その介助では安定性を高めるかかわりがより求められます。

　支えのない状態で立ったまま、浴槽のへりをまたいで湯船に入るのは、転倒のリスクが高いため、椅子に腰かけた状態から浴槽内に入るようにします（ Lec 1 ）。また、浴槽部の壁面や浴槽のへりに手すりを設置し、その手すりにつかまりながら湯船に入るのもよいでしょう（ Lec 2 ）。こうすることで支持基底面が広がり、移動時の安定性を高めることができます。

　浴室と浴槽の段差を気にせずに移動できる点では、リフトの使用も有用です（ Lec 3 ）。

> **ポイント**
> ● 座位で浴槽に出入りする場合には、浴室用の椅子の選択が重要になります。できるだけ浴槽のへりと同じ高さで、へりと椅子との間に隙間があかないものを選ぶと移動しやすくなります。

Lec 1　浴槽への移動 ①：座位での方法

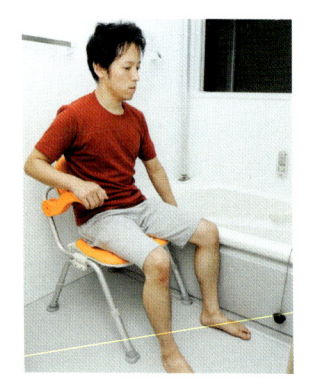

❶ 座位姿勢　足底を接地させる

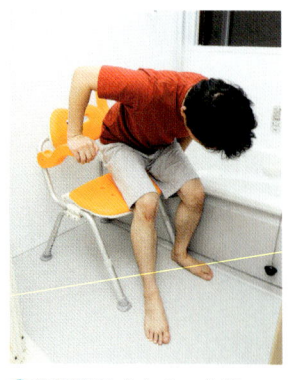

❷ 前傾姿勢をとる　前傾して大腿部、足底に臀部の重さを移動させて、腰を持ち上げる

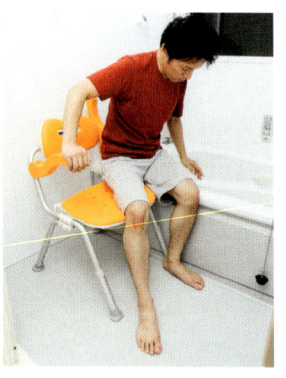

❸ 浴槽のへりに臀部を移動　持ち上げた臀部をずらすようにして浴槽のへりに移動させる

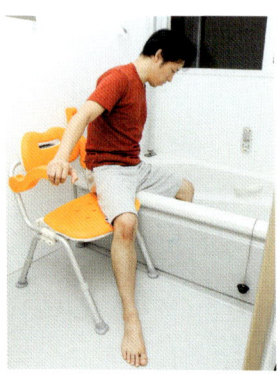

❹ 浴槽に片足を入れる　椅子の肘かけにつかまりながら、浴槽に近い側の足を浴槽内に入れる

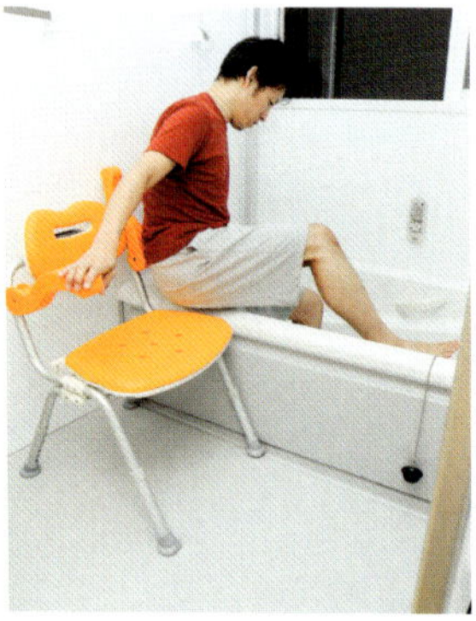

❺ もう一方の足も入れる　もう片方の足も浴槽内に入れる

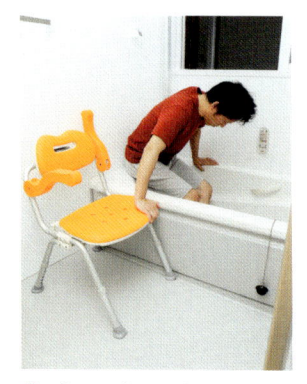

❻ 回転し、位置を変える　臀部を持ち上げ回転しながら、体の位置を変える

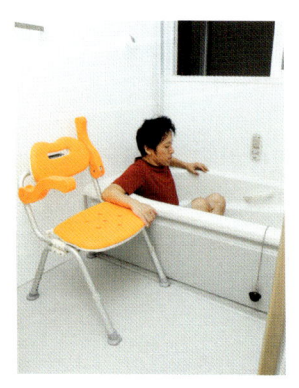

❼ 浴槽内に腰を下ろす　ゆっくりとしゃがみながら、浴槽に臀部を下ろす

壁面の手すりを利用する場合

浴槽のへりに腰かけた状態で、壁面に設置した手すりにつかまりながら、浴槽に近い側の足を浴槽に入れる

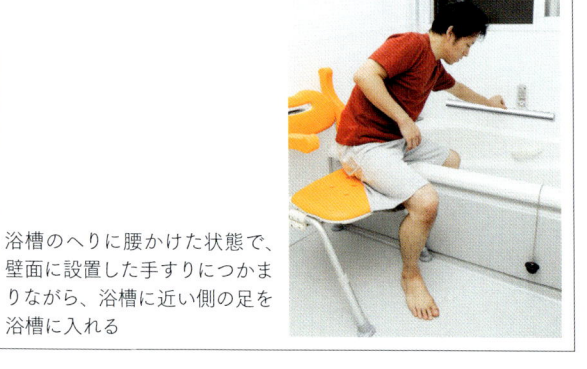

Lec 2　浴槽への移動 ②：立位での方法

壁面の手すりを利用する方法

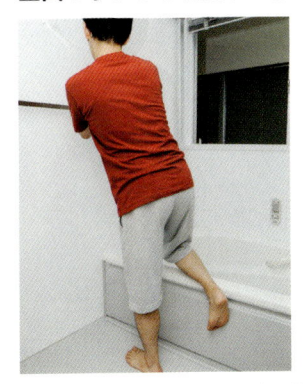

壁面の手すりを把持し、下肢を前方あるいは後方から挙上し、浴槽へ入る

浴槽のへりに設置した手すりを利用する方法

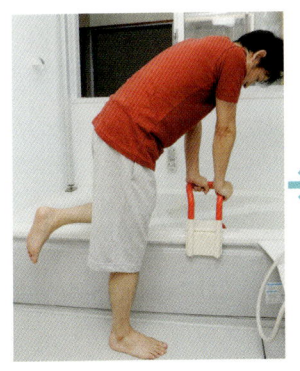

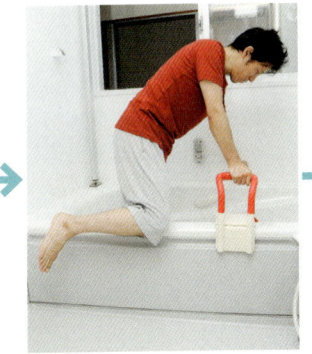

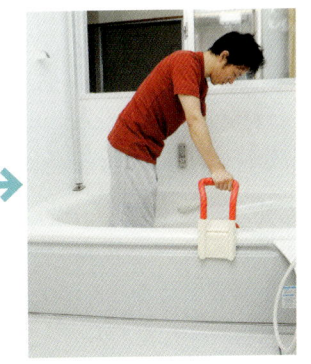

壁面に設置する手すりではなく、このように両手で均等に支えられるタイプの手すり（簡易手すり）を浴槽のへりに設置した場合、立位のままでも支持基底面が広げられるため安定する。また前傾姿勢による重さの移動も行いやすい。下肢をあまり上げることができないケースなどに便利である。

ポイント
- 手すりなどにつかまって支持基底面を広げることで、安定した移動ができるようにします。

Lec 3　浴槽への移動 ③：リフトを使用した方法

自力での移動が困難な場合は、リフトでの移動も有用です。

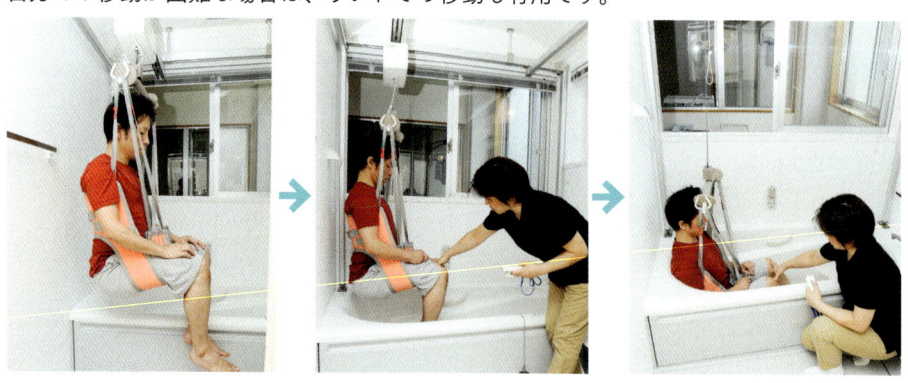

浴室から浴槽へ段差を気にせずに移動できる

浴槽内で湯につかる

　ここからが日本の文化的な意味をも含む「お風呂」です。
　安心して浴槽内で湯につかることができる、お互いに快適な入浴にするためには、姿勢を安定させることが大切です。身体を支える力が弱いと、浴槽の中では腰が回転して浮きやすくなるので、浴室用の椅子を用いるなどの工夫をします（図9）。

浴槽からの移動（浴槽から出る）

　浴槽から浴室への移動では、低い位置から高い位置への移動となるため、浴室から浴槽への移動よりも負荷が大きくなります。そのため、下肢を大きく屈曲したり、より深い前傾姿勢をとって足底への重さの移動を容易にすることが必要です（Lec 4）。

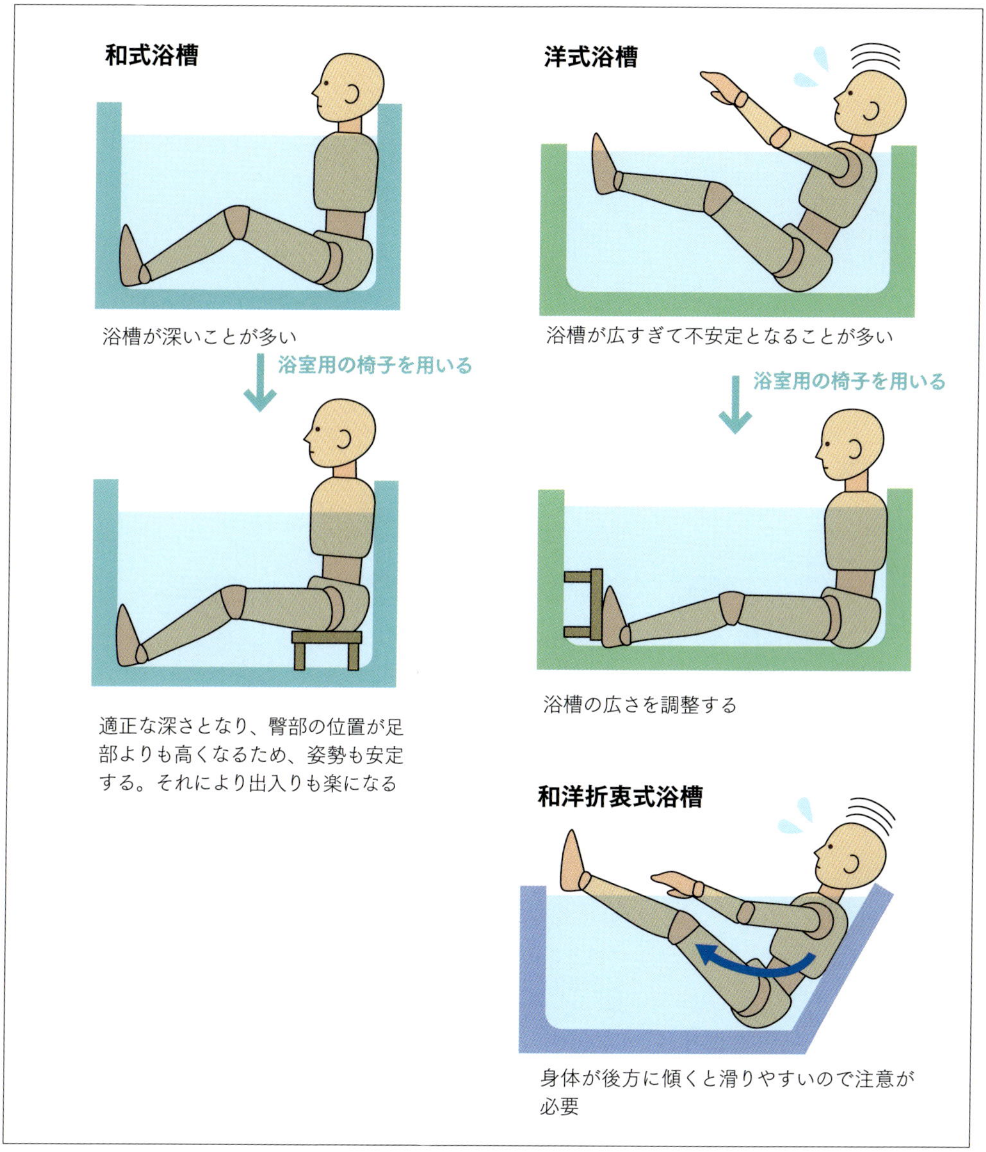

3章 生活を支えるモーションエイド

和式浴槽

浴槽が深いことが多い

↓ 浴室用の椅子を用いる

適正な深さとなり、臀部の位置が足部よりも高くなるため、姿勢も安定する。それにより出入りも楽になる

洋式浴槽

浴槽が広すぎて不安定となることが多い

↓ 浴室用の椅子を用いる

浴槽の広さを調整する

和洋折衷式浴槽

身体が後方に傾くと滑りやすいので注意が必要

図9　浴槽内で安定した姿勢をとる方法

Lec 4　浴槽から浴室への移動

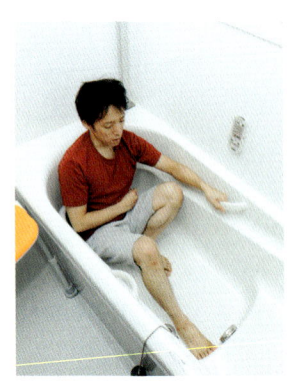

❶ **座位姿勢**　左右の足を交互にずらし、支持基底面を広げ、足底を接地させる

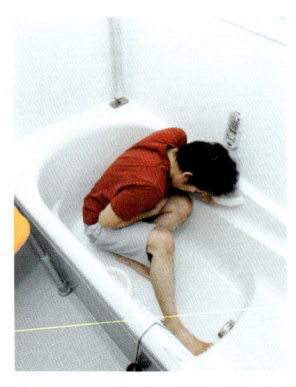

❷ **前傾姿勢をとる**　手すりを持って支えながら、上体を深く前傾させ、足部に重さを移動する

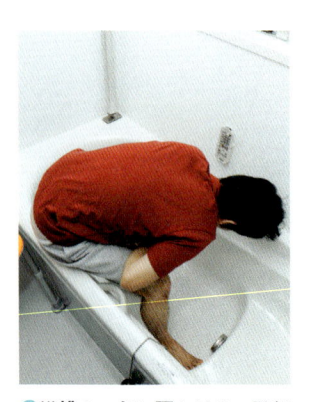

❸ **浴槽のへりに腰かける**　臀部が持ち上がってきたら、浴槽のへりに腰かける

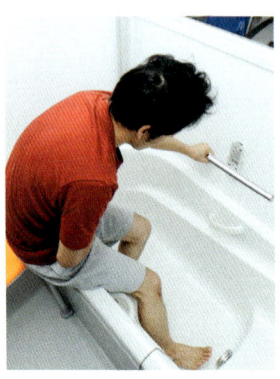

❹ **上体を起こす**　手すりにつかまりながら、上体を起こす

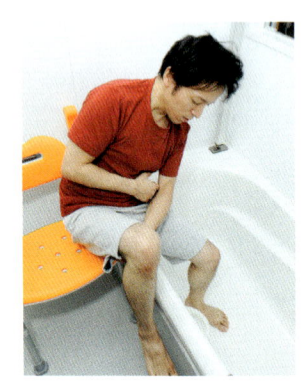

❺ **椅子に臀部を乗せ、片足を引き出す**　上体を回転させ、浴槽の脇に設置した椅子に臀部をずらし、片足を浴槽から出す

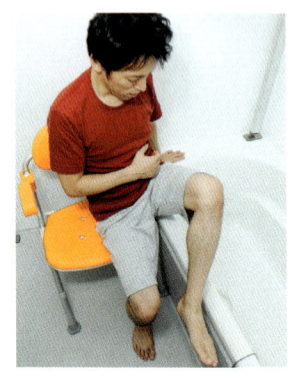

❻ **もう一方の足も出す**　さらに椅子側に臀部をずらし、もう一方の足も浴槽から出す

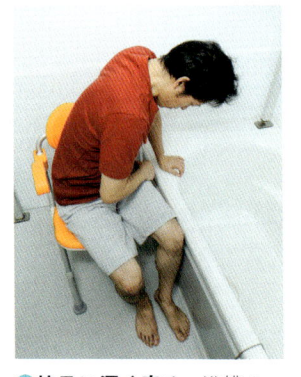

❼ **椅子に深く座る**　浴槽のへりに手をかけて支えながら、椅子に深く座る

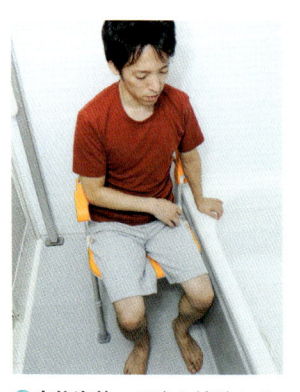

❽ **座位姿勢**　足底を接地させ、大腿部にしっかり重さを移動させて、安定した座位をとる

おわりに

　日本的な意味での入浴は、個人がリラックスできる時間です。入浴に介助が必要な対象者にとっても同様に、入浴を楽しんでいただけるようなケアを提供したいものです。そのためには、浴室や浴槽への移動の際に自然な動きを導くこと、椅子上の座位や浴槽内の姿勢で不安定な状態にしないことが重要です。

　一方、入浴に危険が伴う場合には、無理して行うべきものではありません。洗体や清潔保持は生活の上で必須ですが、入浴はそうではないため、その行為を行うかどうかの是非は、プロとしてのアセスメントの上で決定されるものでもあります。

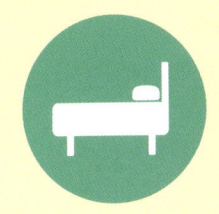

睡眠のためのモーションエイド

あたり前の睡眠とは：睡眠の目的と意味

　睡眠とは、心身の機能を低レベルに抑制し、疲労回復をもたらすことで健康維持を果たすために行うものです。これまで述べてきた食事、排泄、入浴等と異なるのは、睡眠が「状態」であり、それと不可分に臥床という「姿勢」が結びついているという点です。どういうことかというと、睡眠時には通常、臥床していますが、臥床しているから睡眠をとっているというわけではないということです。臥床という姿勢自体に休息にふさわしいという特性があり、そのことから休息を第一義とする睡眠時に利用される姿勢となっているだけで、両者が完全に同義ではないということは整理しておきましょう。

　睡眠は、人が健康的に日常生活を送るうえで絶対的に必要なものです。そして、睡眠には質の高低があり、質の高い睡眠には、睡眠時以外の活動、心身の健康、寝室の音や光、温度・湿度、寝具などの寝床環境を調整が求められます。また、ヒトとしての生物学的特性から睡眠の適切な時間帯は夜間とされています。

　睡眠という行為を促進するものは何でしょう。それは、日中の活動です。
　睡眠という行為を妨げるものは何でしょう。それは、眠くならない理由となるすべてのことであり、中途覚醒を惹起するすべてのことです（表1）。
　すなわち、あたり前の睡眠とは、夜間、適切な眠気を迎えたのちに、心身のストレスが軽減された状態で臥床して行うものということができ、構成要素としては、眠気、心身の健康、寝床環境等が挙げられます。

表1　あたり前の睡眠の遂行に必要な主な要素

- 日中の活動に惹起される眠気
- 心身の健康
- 寝床環境

睡眠を妨げるもの
- 心身の問題
- 中途覚醒の原因となるもの
- 環境

対象者の状況を把握する

　対象者の日中の生活（活動）の状況を把握しておきましょう。また、睡眠時に考慮すべき障害（麻痺や拘縮など）の有無も確認しておきます。

　ヒトの身体は24時間休みなく活動しています。これは睡眠時においても同様です。そして肝心なのは、活動性が低レベルになる睡眠時にも、不適切な姿勢でいることは、そこから回避するように「より悪い（拘縮を促進する）姿勢」へと変化していくことを理解しておくということです。これは、健常者では起こらないことですが、麻痺等の障害がある場合には、不適切な姿勢から「身の安全を守るために、身を固める姿勢」に移動することが、拘縮をより強固にしていくのです。

　その上で、ベッド上では、臥位姿勢、関節の可動域、重さのかかり方などを観察します。どんな状態の人でも「かかるべきところ（支える場所）に重さがかかる」ようにしなければなりません。よく間違えるのは柔らかすぎるマットレスやクッションなどでの「フワッとした」補助です。見た目がソフトな感じがしますが、これはかかるべきところに重さが乗っていないことを示し、それにより悪い姿勢や拘縮などを生み出すことにつながります。ポジショニングは「フワッと」ではなく、「しっかり支える」ようにする必要があります。筋緊張を緩和するポジショニングの方法を検討し、必要なクッション等を準備するようにしましょう。

　なお、本項では、長時間の休息である睡眠における安定的な体位のつくり方（ポジショニング）と、睡眠を介さない比較的長い時間の安定的な臥位のつくり方をまとめて解説します。

睡眠の過程を理解する

※食事・排泄・入浴などの日中の生活活動後

自然な眠気

ベッドへの移動
・車椅子からベッドへの移乗

ベッド上での臥床
・臥位姿勢の観察
・身体の環境への適合

体位管理（ポジショニング）
・適切なマットレスの選択
・クッションの準備
・ポジショニングの実施
・拘縮部位への対応（拘縮部位を開く、拘縮改善のためのポジショニングの実施）
・背抜き・足抜き

ベッド上での臥床―身体の環境への適合

私たちは臥位になると、無意識のうちに身体をゴニョゴニョと動かし、姿勢を整えます。これは環境と身体を適合させ、重さを「支える場所」に流し、「動く場所」である関節の負荷をとり、動きやすい快適な状態をつくっているのです。この状態をつくることで、眠り込んでも寝返りやゴニョゴニョとした動きを行い、体温調整や圧調整をすることができるのです。介助においてもこの姿勢のサポートがとても重要になります（図1）。

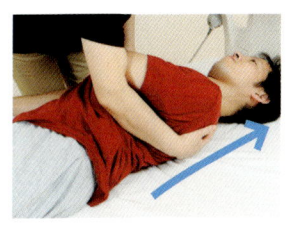

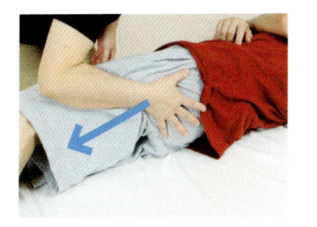

胸部の重さを頭側に移す　　臀部の重さを末梢に移す

図1　身体の環境への適合の介助例：重さを「支える場所」に移し、「動く場所」の負荷をなくす

仰臥位のポジショニング

姿勢のアセスメント

拘縮や骨盤・骨格のゆがみなどを観察し、重さの流れ（どこの重みが、どこに移動していて、どこの局所圧を上げているか）を確認します。局所圧を解消するためには、どこで重みを支えればよいか、重みをどのように移動させるかを検討していきます（Lec 1）。

➡「姿勢管理によって動ける状態に身体を整えていく」(p.31-32)を参照

ポジショニングの実施

身体の各パーツでしっかり体重を受けることを意識しながらポジショニングを行っていきます。「支える場所」には土台となるクッションを差し込み、体をしっかりとクッションに乗せるようにします（Lec 1、2）。

➡「姿勢管理によって動ける状態に身体を整えていく」(p.32)を参照

ポイント
- ポジショニングの実施前には、「重さの流れ」の確認と「重さを移動させる方向」の検討をします。

Lec 1　仰臥位のポジショニング（拘縮がある場合）

アセスメント

重さの流れ（→）を確認する

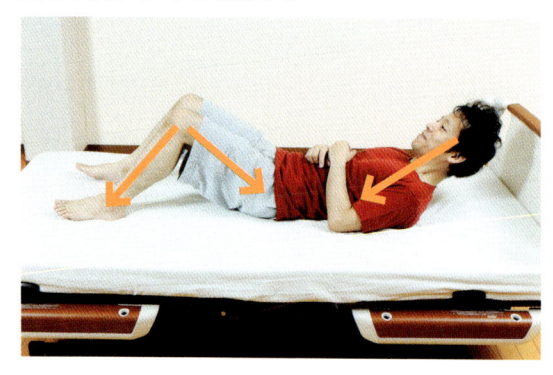

拘縮のために、頭部の重さが胸部に、胸部そのものも下方に重さが流れている。また、大腿部の重さが臀部に、下腿の重さが足部に流れている

変えたい重さの流れを確認する

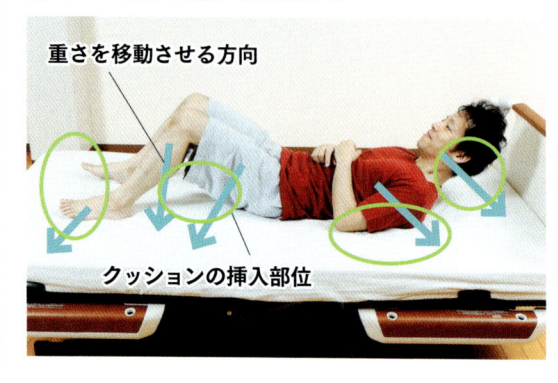

重さを移動させる方向

クッションの挿入部位

どの方向に重さを流したいのか、そのためにはどこで支えればよいのかを確認する

ポジショニング

各パーツでしっかり重さを支える

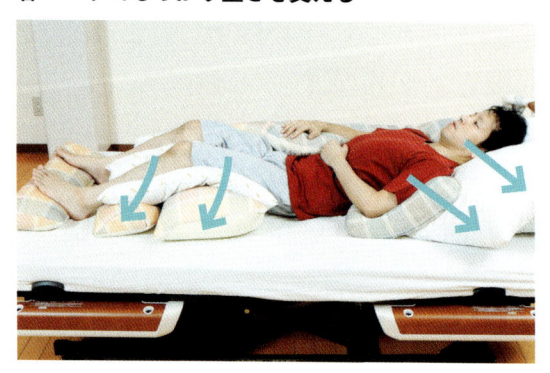

局所の圧を取り除き、負担をなくすために、頭部は後方で、胸部は全面で、大腿・下腿はそれぞれのパーツで重さを支えるようにクッションを差し込む

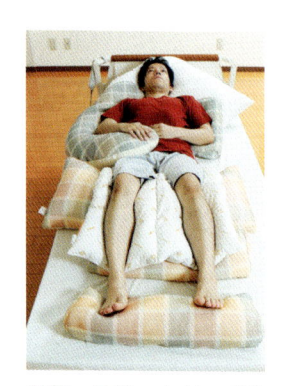

骨盤・骨格のゆがみが改善され、体軸もまっすぐになっている

使用クッション

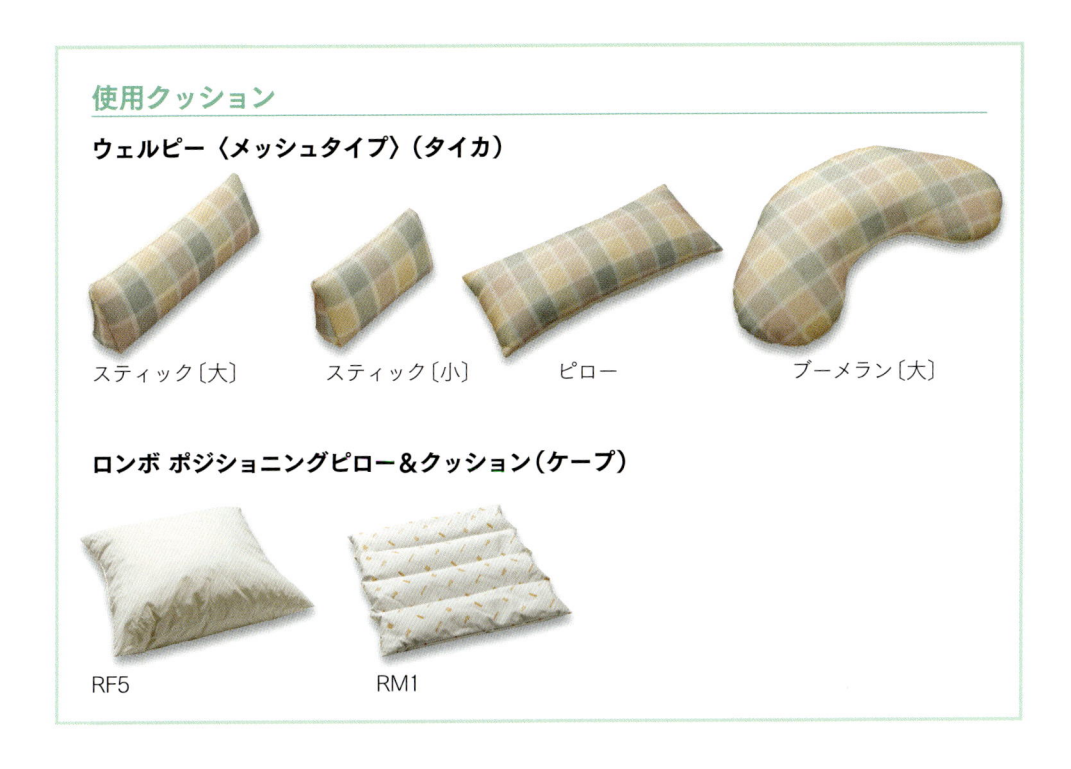

ウェルピー〈メッシュタイプ〉（タイカ）

スティック〔大〕　スティック〔小〕　ピロー　ブーメラン〔大〕

ロンボ ポジショニングピロー＆クッション（ケープ）

RF5　RM1

Lec 2　身体各部のポジショニングのポイント

下肢のポジショニング

アセスメント

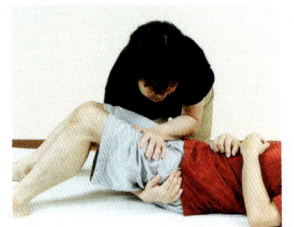

可動性や重さの流れを確認する。どこで支えるべきか、どこまでクッションを差し込むかを考える。股関節の可動性、大腿部下の隙間も確認する

ポジショニング

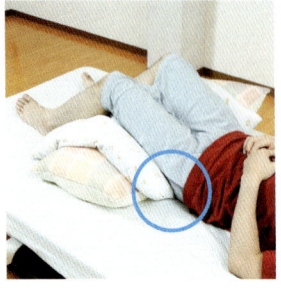

臀部へ重さを流さずに、大腿部でしっかり重さを受けるためには、大腿部、特に中枢部（臀部に近い側）で支えることが大切である。クッションをしっかり臀部近くまで差し込む

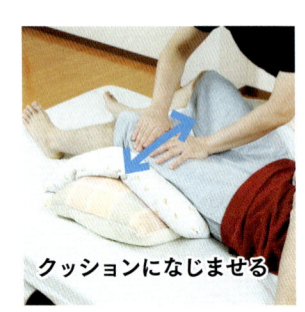

クッションになじませる

重さがクッションに乗りやすくなるように、大腿部に上から軽く圧をかけ、コロコロと回旋させるようにして（内外旋）、クッションになじませる

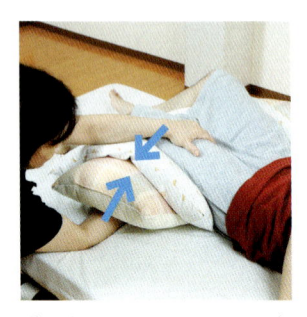

重さをクッションでしっかり受けるためには、深さ（どこまで差し込むか）と高さ（クッションの厚み）が重要である。それらは手で確認する

> **ポイント**
> - クッションの下に入れた手で高さをつくり（手の平を上部に持ち上げるようにしたときに）、上から軽く押したときに、下の手にしっかり重さを感じる高さにします。

3章 生活を支えるモーションエイド

❌ よくみられる下肢のポジショニングの悪い例

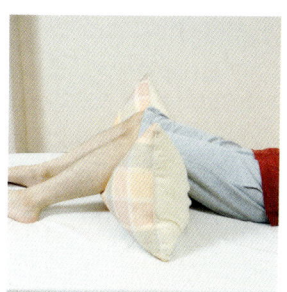

悪い例1 膝の下で支えている
関節は「動く場所」であり、重さを「支える場所」ではない。このようなポジショニングは関節をより硬くする

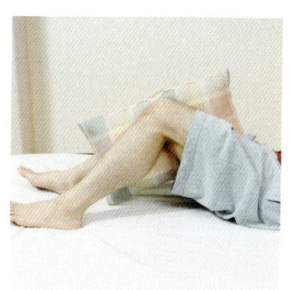

悪い例2 膝で挟んでいる
脚が内を向いてくっついているため、クッションを間に挟んでも、足は広がらない。大腿部に支えとなる土台を作り、安定させることで初めて足は柔らかくなる

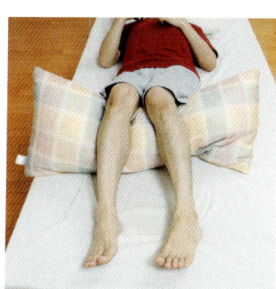

悪い例3 股関節が内外旋したままである
股関節の内外旋にアプローチせずに、内側にくっついていり、外側へ開いたままのポジショニングでは、大腿部の重さがクッションに乗りにくい

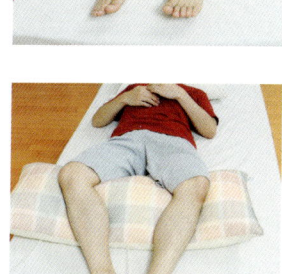

内旋

外旋

ポイント
- 下肢のポジショニングでは、大腿部の後面で重さをしっかり支えることが大切です。

ポイント
- 臥位時に大腿部の後面でしっかり重さを支えるポジショニングを行うことが、座位姿勢の安定やスムーズな立ち上がり動作にも影響してきます。
- 拘縮がなくても下肢は外旋しやすいため、動きのサポートのためには、急性期から上記について心がけることが大切です。

外転・外旋位の下肢のポジショニング

外転・外旋位の特徴

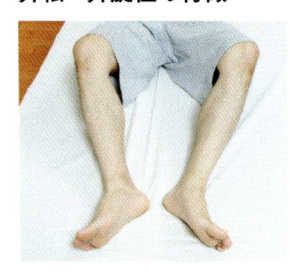

大腿部にまったく重さが乗っていない。下腿は末梢外側に重さがかかるため、外果などに褥瘡をつくりやすい。また、大腿部の重さは股関節と臀部に流れるため、仙骨部の褥瘡や股関節の褥瘡を悪化させる

アセスメント

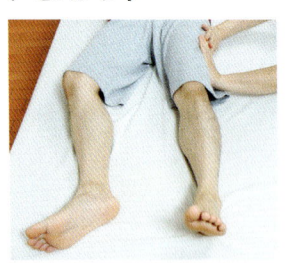

股関節の可動性を確認する

ポジショニング

内旋はするが、伸展に制限があり、大腿部下に隙間があるケース

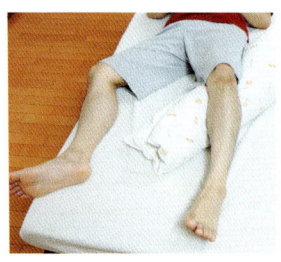

このように斜め下にクッションを差し込み、外旋を防いで、大腿部で重さを受けるようにする

内旋し、かつ伸展もするケース

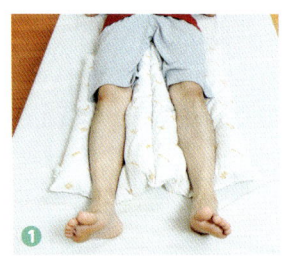

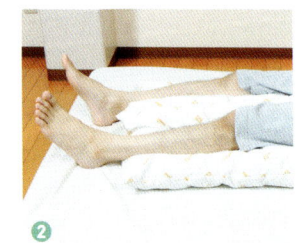

このようにステッチの入ったじゃばら様のクッションで下肢全体を整えた姿勢にしたり（❶❷）、臀部・大腿部外側にクッションを差し込むなどして（❸❹）、股関節の外旋を修正する

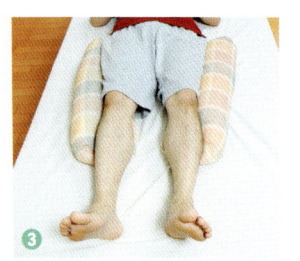

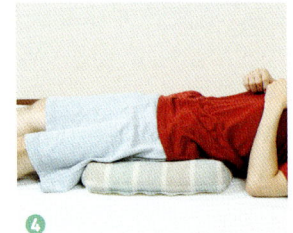

3章 生活を支えるモーションエイド

❌ 外転・外旋位の下肢のポジショニングの悪い例

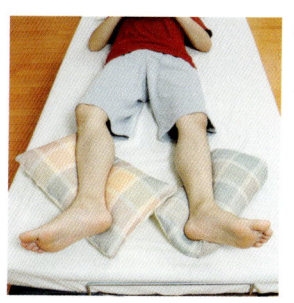

褥瘡予防のためとして、局所だけをサポートしているポジショニング。姿勢のくずれの原因になっている股関節外旋へのアプローチができていません。

交差している下肢のポジショニング

アセスメント

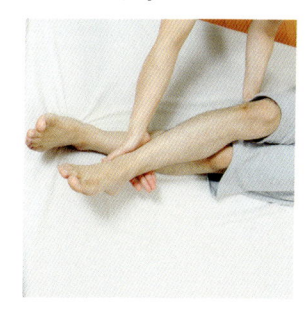

可動性と重さを確認する。どこで支えれば重さがクッションにのるか、手で確認する

ポジショニング

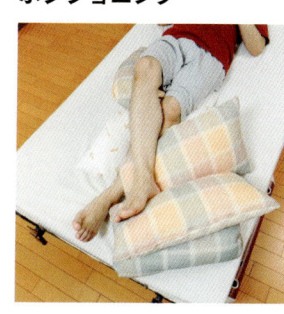

下肢を一側ずつ分けて、ポジショニングを行う

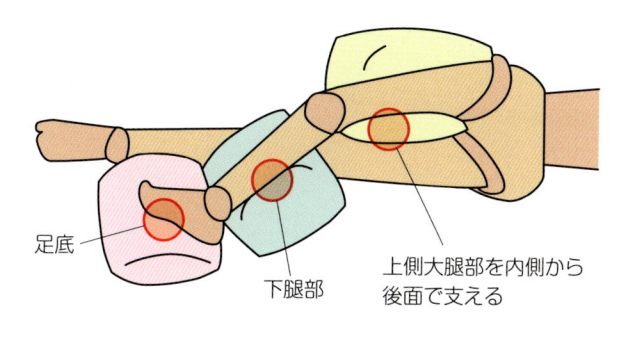

足底
下腿部
上側大腿部を内側から後面で支える

基本の姿勢・基本の動作

食事

排泄

入浴

睡眠

149

❌ 交差している下肢のポジショニングの悪い例

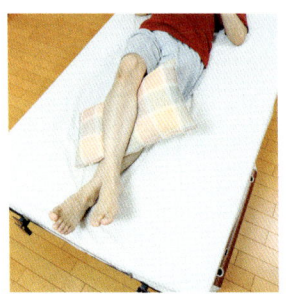

このように交差している箇所だけにクッションを入れても拘縮は改善しません。重さの流れは変わらず、むしろ拘縮を悪化させるだけといえます。

コラム　下肢拘縮がひどいケースのポジショニング

　以下の3つの拘縮のある下肢の負担はどの程度だと思いますか。

　たとえば❶は、股関節・膝関節が大きく曲がっていても、末梢の足底でしっかり重さを支えているため、臀部への重さの流れは少なく、腹部や股関節周囲筋の負担は小さいといえます。一方、❷❸では末梢に重さを支える場所がなく、下肢全体の重さが臀部に流れて負担が大きくなっています。

　これらのことから、拘縮は角度だけではなく、重さの流れと重さをどこで支えているかを観察することが大切なことがわかると思います。

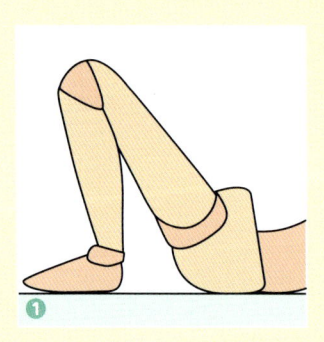

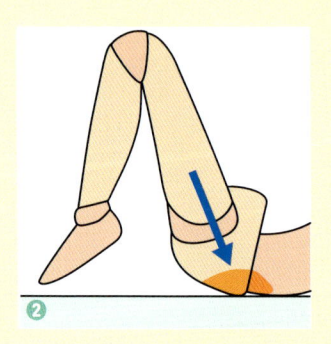

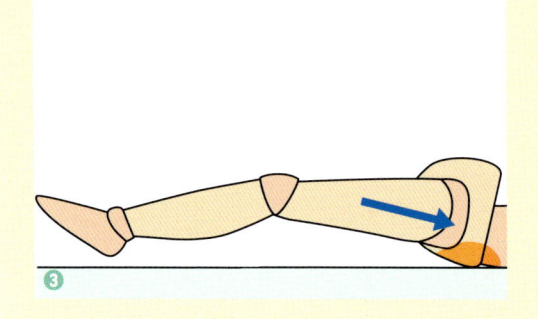

3章　生活を支えるモーションエイド

下肢拘縮がひどいケースのポジショニングの実際

　下肢がひどく拘縮している場合、上肢や頭部・体幹も丸く屈曲傾向になっていることが少なくありません（❶）。この場合、ポジショニングは、「どこから順番に行っていくか」という考え方ではなく、全体を見ながら進めていくことになります。

　まず上半身をあずける場所をつくってから、臀部の重さを末梢に流すように足部に少し圧をかけます（❷）。このときに大腿部の付け根にクッションを入れ、支えるようにします。続けて、体幹を後方のクッションに乗せるように肩部に圧をかけます（❸）。

　上半身と下半身は互いに影響し合っているため、このように全体をみながらポジショニングを仕上げていきます。

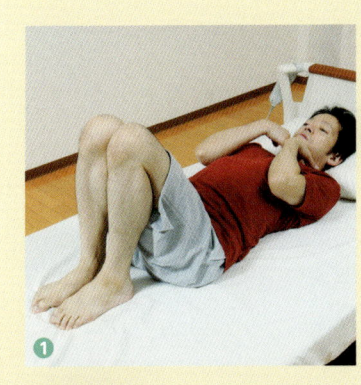

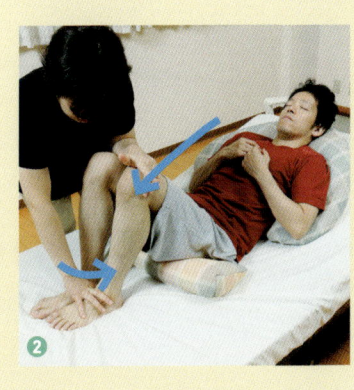

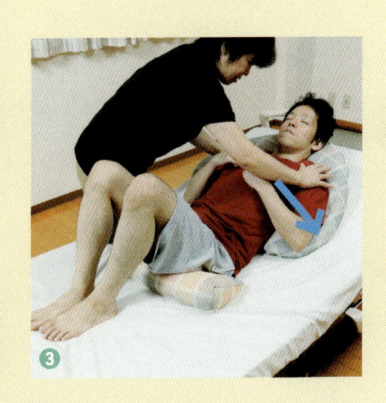

151

上肢のポジショニング

アセスメント

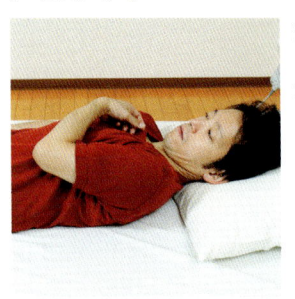

拘縮のある上肢のポジショニングを考える際には、すぐに隙間にクッションを入れようとするのではなく、まずは可動性や重さの流れを確認してから、可動性を確認し、どこまでクッションを差し込むかを考える

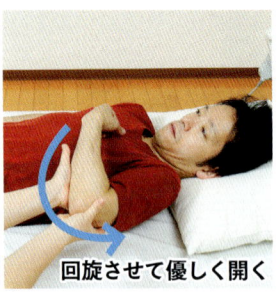

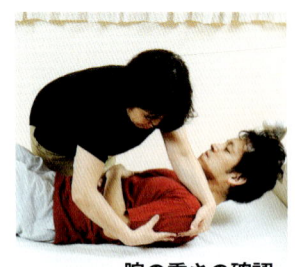

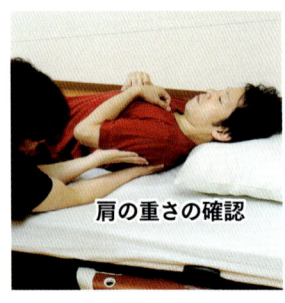

回旋させて優しく開く　　**腕の重さの確認**　　**肩の重さの確認**

関節を無理に引っ張らずに、回旋（外旋）を入れるように、優しく開く。腕だけでなく、肩全体の重さや、重さの流れ、どこに重さが乗っているかを確認する

ポジショニング

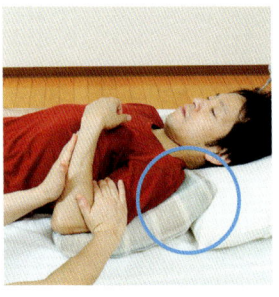

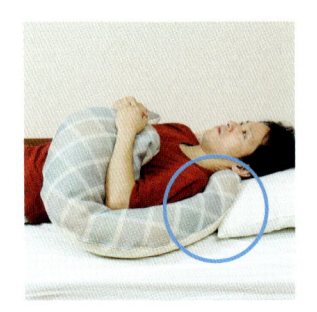

ブーメラン型やくさび型など、肩の奥まで入り、肩から腕全体が乗りやすいクッションを使用する。重さがかかっているところまでしっかり差し込む

ポジショニングによる拘縮の開き方

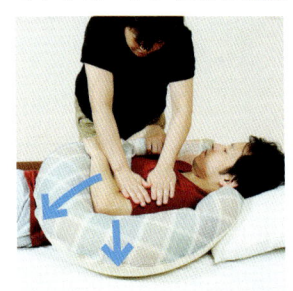

クッションを差し込んだら、重さが乗りやすくなるように、上から軽く転がすようにしながら（上腕は外旋方向に、前腕は回外方向に）、圧をかける

3章　生活を支えるモーションエイド

❌ 上肢のポジショニングの悪い例

悪い例1 クッションを挟み込んでいる

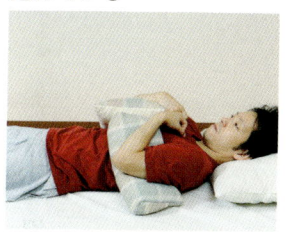

クッションを腕下に挟み込んでも、関節は軟らかくならず、体温をこもらせるなど逆に悪い影響を及ぼす

悪い例2 クッションの入り方が不十分

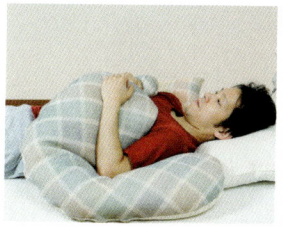

クッションを入れる深さが足りず、上腕部の支えとなっていない

頭部のポジショニング

アセスメント

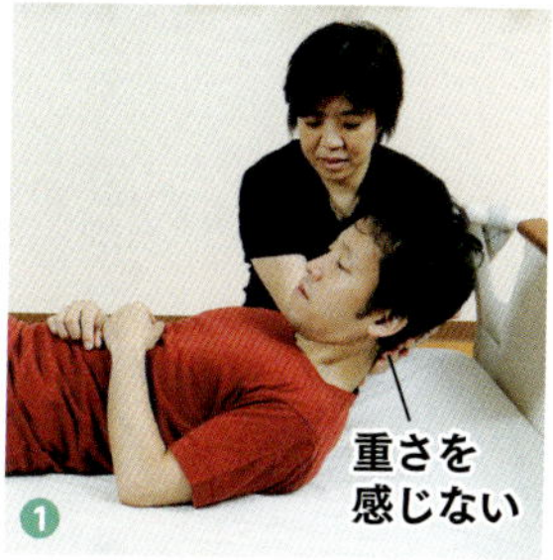

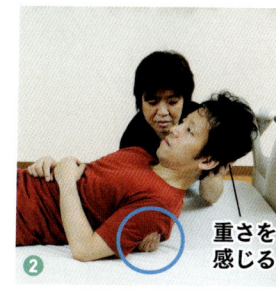

❶ 重さを感じない
❷ 重さを感じる

重さの流れと、どこで支えればよいかを確認する。
頭部の重さが胸部に流れ、胸部も傾き、下方に重さが流れている。そのため、❶のように頭部だけ支えても、重さは手に乗らない。❷のように胸部の重さが乗っているところから支えて初めて、頭部の重さも後方へ流れるため、手にしっかりと重さを感じる

ポジショニング

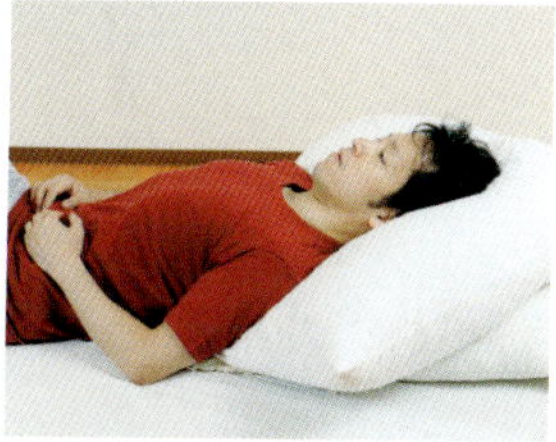

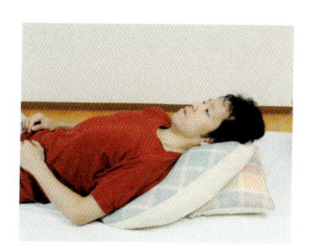

クッションを深く、重さがかかっているところまで差し込み、頭部・胸部全体で支える

頭部を後方で支えるのが困難なケース

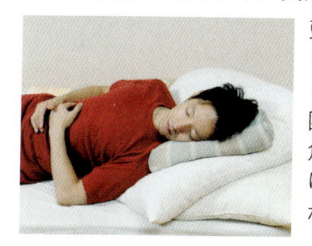

頭部が過屈曲・過伸展していたり、誤嚥の心配があるケースなど、頭部を後方で支えることが困難な場合、身体全体に若干角度を付けて、頭部を側方で受けるようにすると、胸部に重さが流れない

153

❌ 頭部のポジショニングの悪い例

悪い例1 クッションを頭部だけに用いている

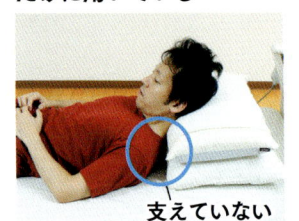

支えていない

頭部だけの支えを作っても、重さの流れは変わらず、頭部の重さは頸椎・胸部に流れたままになっている。このような姿勢が頸椎に負担をかけ、関節を硬くしてしまう

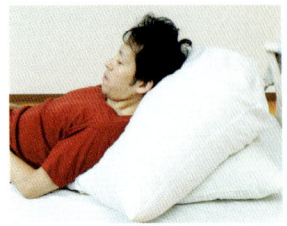

悪い例2 クッションの高さが高すぎる

クッションを深く差し込んでいても、高さが高く、頭部が上がりすぎている。そのため、重さは頸椎・胸部に流れている

悪い例3 クッションの挿入が不十分

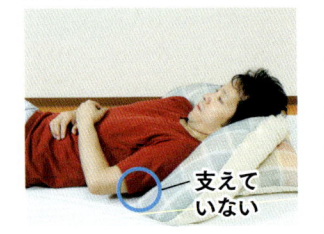

支えていない

クッションの挿入が不十分なため、肩下の重さがしっかり乗っていない。頭部の重さは頸椎・胸部に流れている

💡 **ポイント**

- 「重さの流れ」を変えるために、どの部分からクッションで支えるのかを考えることが重要です。
- クッションの差し込み方が不十分だったり、クッションに重さが乗っていない状態では、「重さの流れ」は変わらず十分なポジショニングの効果が得られません。
- 拘縮部位の重さをしっかり支えるポジショニングによって初めて、拘縮部位も緩んでいきます。

側臥位のポジショニング

姿勢のアセスメント

　仰臥位のときと同様に、拘縮や骨盤・骨格のゆがみの有無などを観察します。側臥位では仰臥位よりもベッドに接する身体面が少なく、接している面の局所圧が高くなりやすいため、局所にかかる重さを移動させることがより重要となります。また、拘縮やゆがみの度合いによって安定性も異なってくるため、その評価も行っておきます（Lec 3）。

Lec 3　側臥位の安定性の評価

胸部や臀部の重さを流して体圧分散し、身体の柔軟性を高めておく

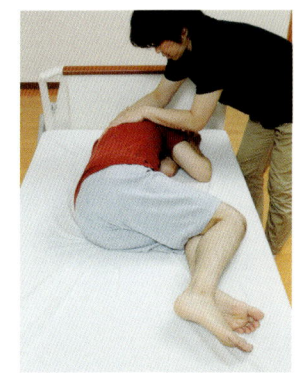

このように圧を分散させることで身体は安定し、柔軟性が上がります。可動性を確認してからポジショニングを行います。

胸部の重さを頭部や下側の上腕に流すように体圧分散させる

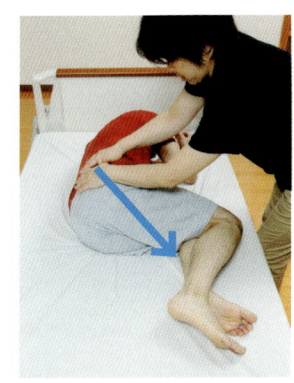

臀部の重さを大腿や下腿に流すように体圧分散させる

ポジショニングの実施

　身体の各パーツでしっかり重さを受けることを意識してポジショニングを行います。「支える場所」に土台となるクッションを差し込み、体をしっかりとクッションに乗せるようにしましょう。安定性がより高まる姿勢になるようにクッションを使用していきます（Lec4、5）。有効なポジショニングに必要なのは「見た目」ではありません。人体と物理的法則に従った人体に対して適正なケアを行う必要があります。

Lec 4 側臥位のポジショニング

アセスメント

重さの流れ（→）を確認する

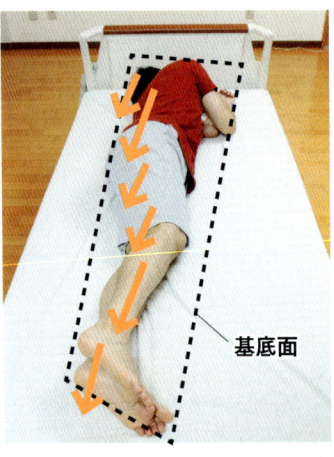

基底面

支える面積・基底面が狭いと不安定となり、身体もさらに硬くなりやすい

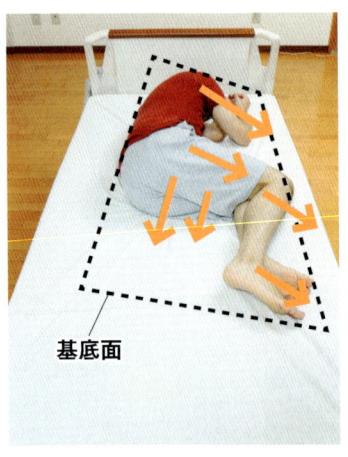

基底面

頭部を前方にし、股関節・膝関節を曲げて基底面を広くすることで安定した姿勢となる

変えたい重さの流れを確認する

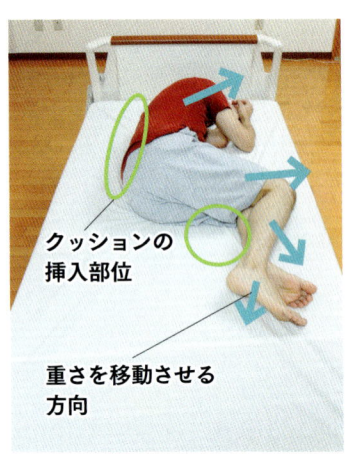

クッションの挿入部位

重さを移動させる方向

前方に重心を落とすと安定するため、→の方向で支えるようにする

3章 生活を支えるモーションエイド

ポジショニング

重さの流れ(→)の改善

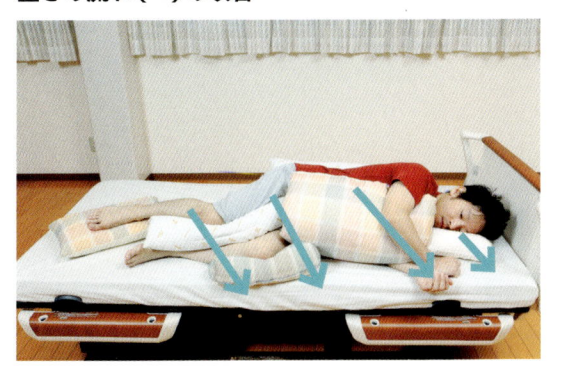

各部位で体重がしっかり支えられている

安定性の改善

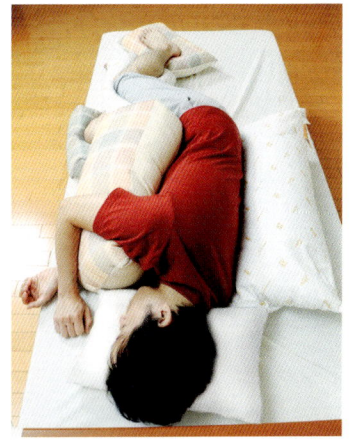

広い面で支えられ安定性も改善している

ポジショニングのポイント

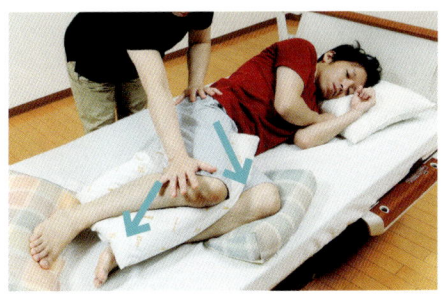

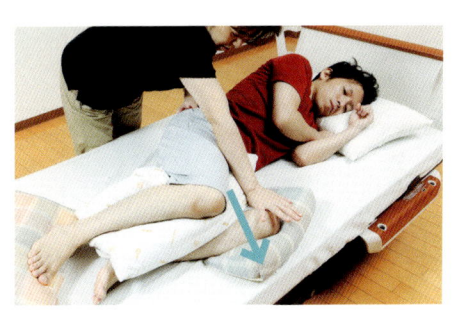

臀部の重さが、大腿部や下腿部の下のクッションに乗るように、少し圧をかけてなじませる

使用クッション

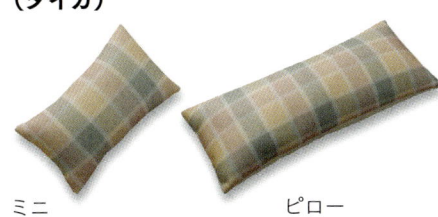

ウェルピー〈メッシュタイプ〉（タイカ）

ミニ　　　ピロー

ロンボ ポジショニングピロー＆クッション（ケープ）

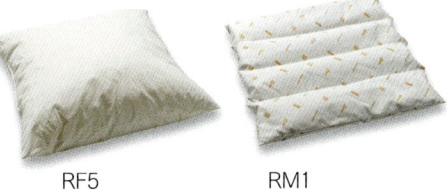

RF5　　　RM1

基本の姿勢・基本の動作

食事

排泄

入浴

睡眠

Lec 5　身体各部のポジショニングのポイント

頭部のポジショニング

アセスメント

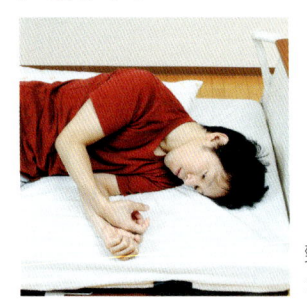

頸椎への負担をなくすためには、頭部の重さをきちんとクッションで受けることができるよう高さと差し込み方に気を付ける

ポジショニング

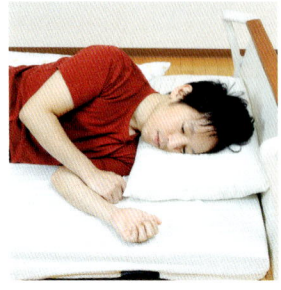

適度な高さのクッションを肩までしっかり差し込む

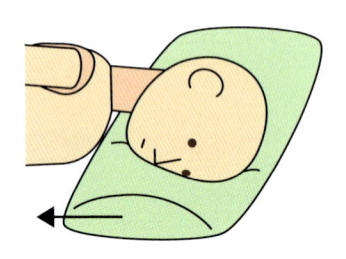

このときに顔側のクッションを少し体幹の方向に引くことで、重さが乗りやすくなる

❌ 頭部のポジショニングの悪い例

クッションが高すぎる

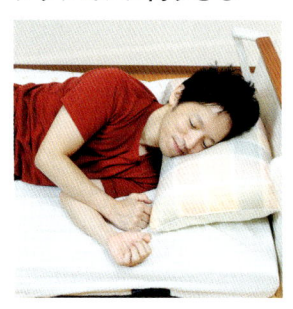

クッションが高すぎると頸椎に重さが流れ、負担がかかる

3章 生活を支えるモーションエイド

上肢のポジショニング

アセスメント

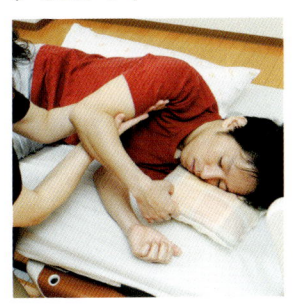

側臥位においては、上肢の重さが胸部を圧迫するため、胸郭の動きに影響を及ぼす。どこを支えるか、どの程度の高さにすれば上肢の重さをクッションで支えることができるかを確認する

ポジショニング

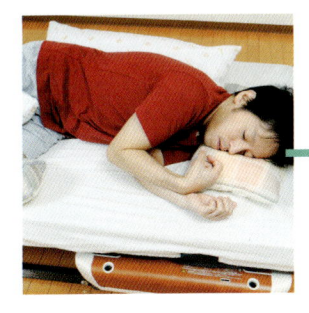

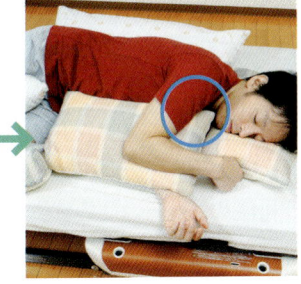

上肢の重さを胸部ではなく、クッションに乗せるようにしっかり上腕のつけ根に差し込み、支える

下肢のポジショニング

アセスメント

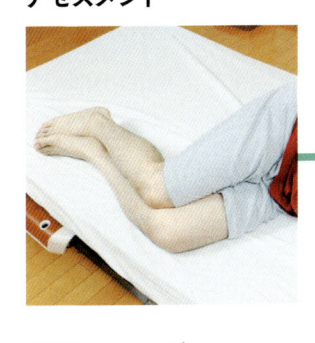

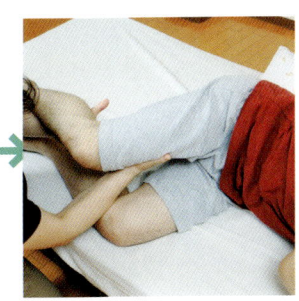

どこを支えるのか、どの程度の高さにすれば下肢の重さをクッションで支えることができるかを手で重さを受けて確認する

ポジショニング

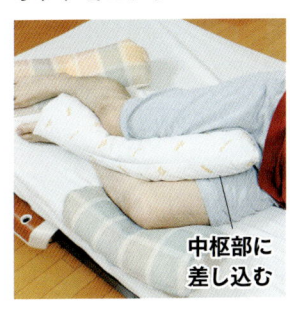

中枢部に差し込む

側臥位においても、下肢の重さをクッションで受けるためには、中枢部にしっかり差し込むようにする

159

> ❌ **下肢のポジショニングの悪い例**
>
> **中枢部への差し込みが不十分**
>
> 中枢部への差し込みが不十分だと股関節に負担がかかる（→の方向に引っ張られ、ストレスがかかる）

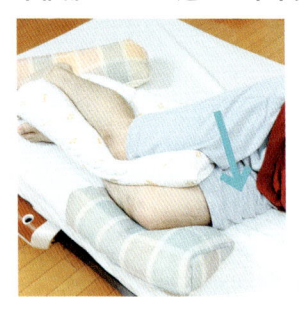

ひどい円背のケースのポジショニング

姿勢のアセスメント

　基本的には、仰臥位の場合と同様の観察・評価を行います。

　円背の場合、円背になっていること自体が「よろしくない状態」ではあるものの、それが姿勢と動作として定着してしまっていることがあります。円背を治すことはできませんが、円背を増強させることは回避しなければなりません。

ポジショニングの実施

　円背がひどい場合、側臥位で対応することが多いかと思います。胸部下部や臀部の重さの集中を避け、悪化を防ぐためには側臥位も有効です。

　しかし、可能であれば、体幹・頭部の重さを後面で支える時間をつくりたいものです。やはりそれが自然な人体の姿だからです。体幹が丸い、強い屈曲位であっても、柔軟性が残っているケースでは、圧分散した仰臥位をつくることで姿勢の改善もみられます（ Lec 6 ）。

Lec 6　ひどい円背のケースのポジショニング

アセスメント

重さの流れ（→）を確認する

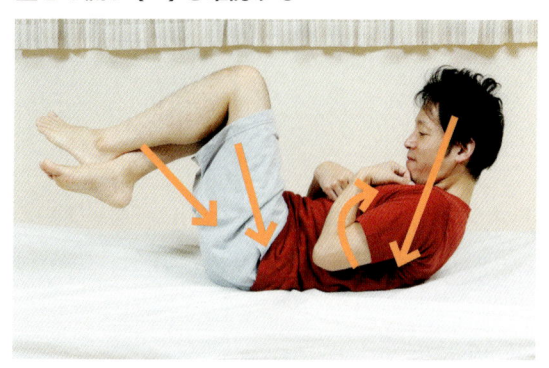

頭部の重さが胸部に、胸部も下方に重さが流れている。上肢の重さも胸部に乗っている。下肢全体が浮き、重さが臀部に流れている

変えたい重さの流れを確認する

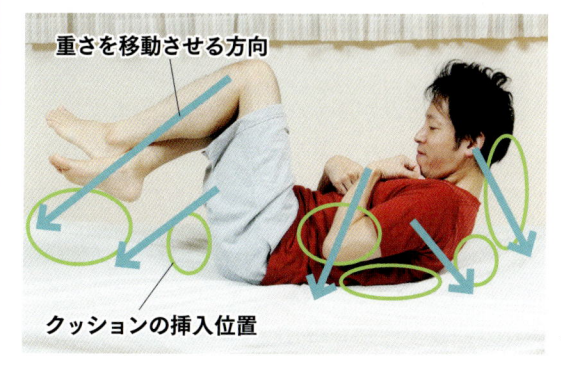

重さを移動させる方向

クッションの挿入位置

どこで重さを支えればよいのか。どのように重さの流れを変えるのかを確認する

ポジショニング：仰臥位

重さの流れ（→）の改善

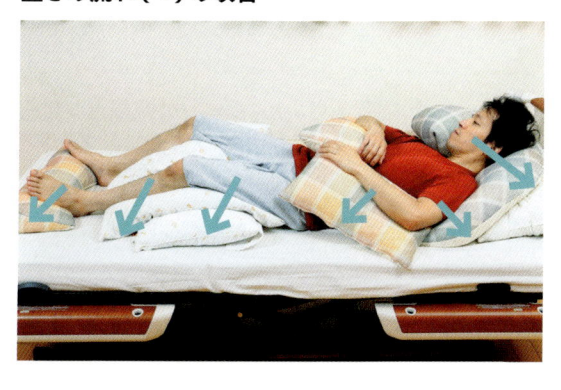

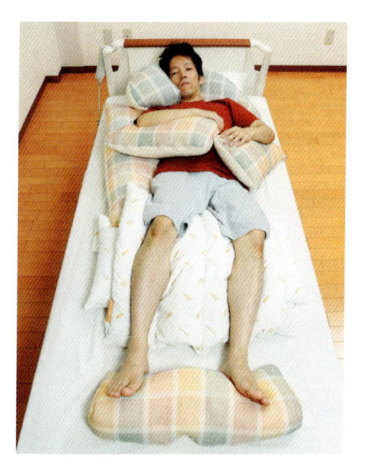

骨盤・骨格のゆがみが改善され、体軸がまっすぐになっている

使用クッション

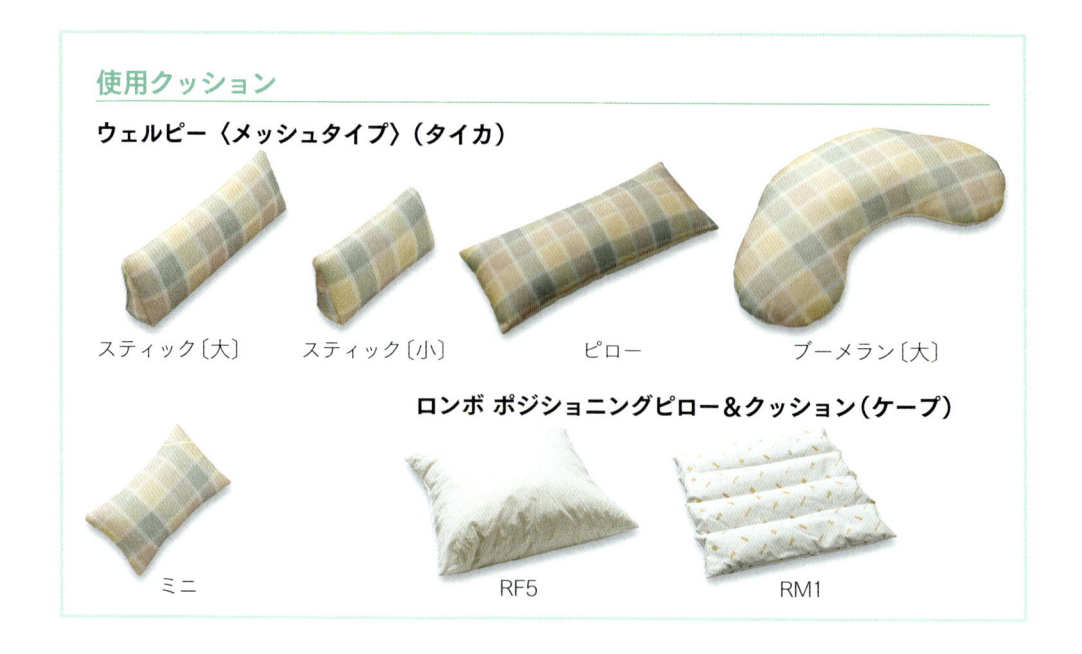

ウェルピー〈メッシュタイプ〉（タイカ）

スティック〔大〕　スティック〔小〕　ピロー　ブーメラン〔大〕

ロンボ ポジショニングピロー＆クッション（ケープ）

ミニ　RF5　RM1

　円背のケースのポジショニングでは、胸部は重さがかかっているところまでしっかりクッションを差し込むこと、下肢は末梢に重さが流れるようにすることが大切です。

　円背がひどい場合には、クッションを差し込んでも、重さの流れが変わらず、身体中枢部への圧の集中を変えることができない場合も少なくありません（図2 ❶）。

　そのため、円背のケースでは、ベッドの背上げ機能を利用したポジショニングも有効です。この場合には、背上げ機能にクッションを併用する上体のポジショニングと、下肢は足指・足底へ重さを流すようにします（図2 ❷）。24時間の生活のなかでこのような姿勢をとる時間をつくることで、中枢部の圧の集中を開放し、腹部や股関節周囲筋をリラックスさせることができます。

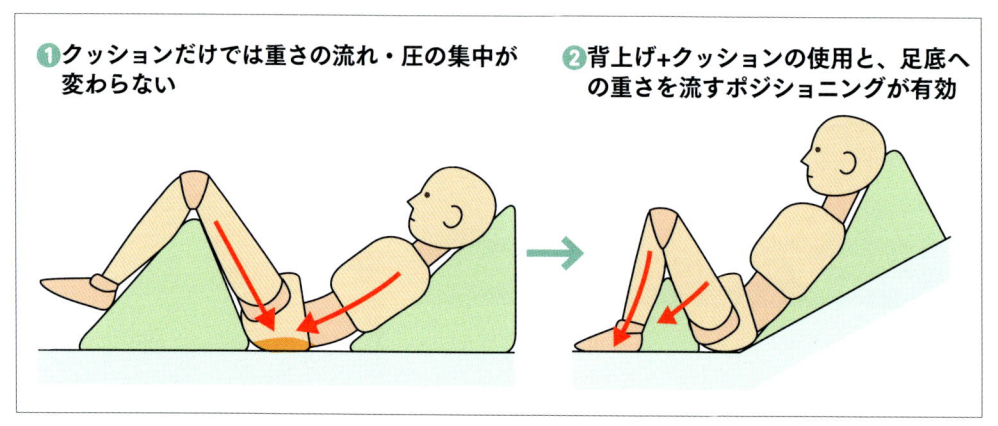

❶クッションだけでは重さの流れ・圧の集中が変わらない

❷背上げ＋クッションの使用と、足底への重さを流すポジショニングが有効

図2　ひどい円背の場合、クッションを差し込んでも重さの流れを変えられないことが少なくない

3章　生活を支えるモーションエイド

ベッドでの背上げ時のポジショニング

　ベッド上での背上げ姿勢は、重力の影響を受けやすく、くずれやすい姿勢です。そのため、体幹を支えることや自力で姿勢修正できない対象者の場合は、クッションを使ってポジショニングを行うことが必要となります。

　このときに、まず局所圧を抜き（背抜き・足抜き）、骨盤・胸郭のアライメントを整えます。そして、クッションを大腿部のつけ根にしっかり差し込むこと、胸部の重さを支えるようにすることがポイントになります。

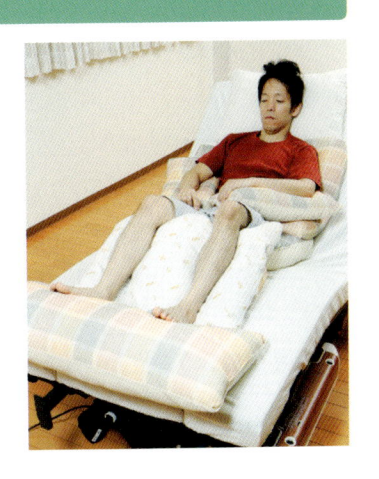

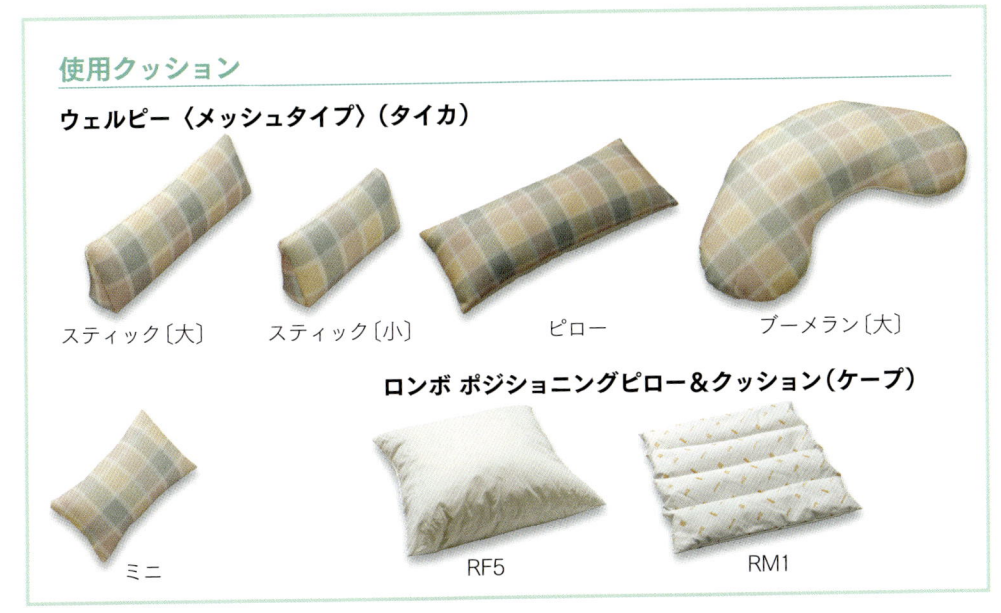

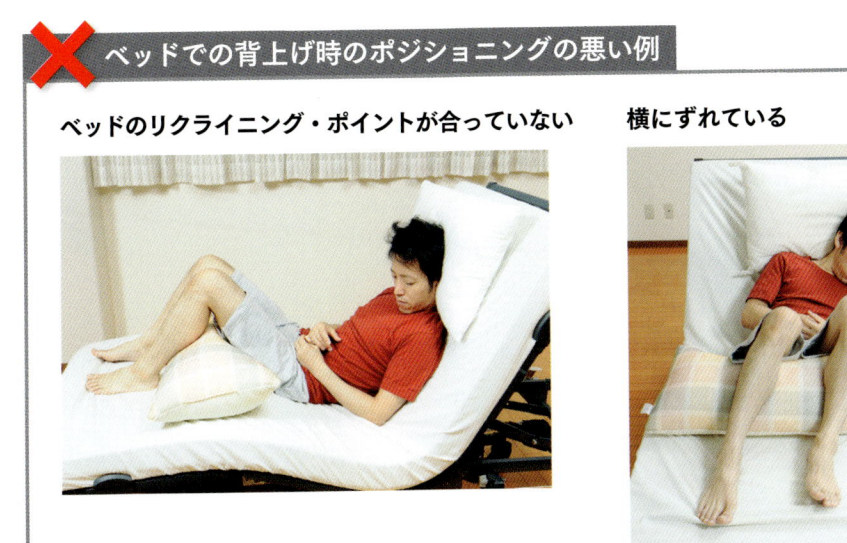

使用クッション

ウェルピー〈メッシュタイプ〉（タイカ）

スティック〔大〕　スティック〔小〕　ピロー　ブーメラン〔大〕

ロンボ ポジショニングピロー＆クッション（ケープ）

ミニ　RF5　RM1

❌ ベッドでの背上げ時のポジショニングの悪い例

ベッドのリクライニング・ポイントが合っていない

横にずれている

基本の姿勢・基本の動作　食事　排泄　入浴　睡眠

背抜き・足抜き

　ベッドのリクライニング機能により背上げ・背下げを行ったときに背部や足部に圧とずれがかかるため、それらを解消する必要があります。その方法が背抜き・足抜きです。背抜き・足抜きには、徒手的に圧・ずれを軽減する方法と、スライディンググローブを用いる方法があります（Lec 7、8）。

Lec 7　背抜きと姿勢の整え

徒手的に行う背抜き

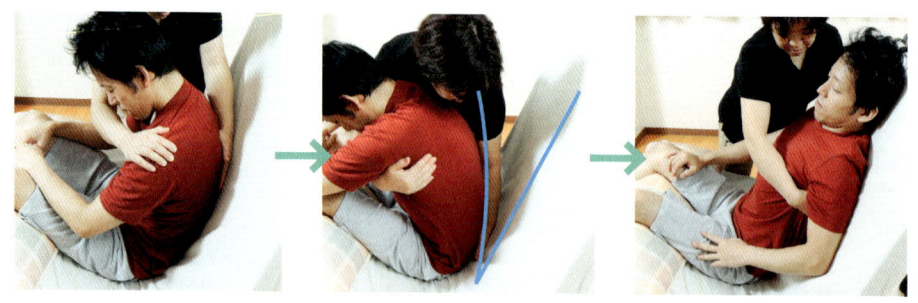

尾骨・仙骨の圧を抜くためには、体幹をここまで倒すことが必要

骨盤を立て、胸郭の下部を起こす（前方へ出す）ように整える

スライディンググローブを用いる背抜き

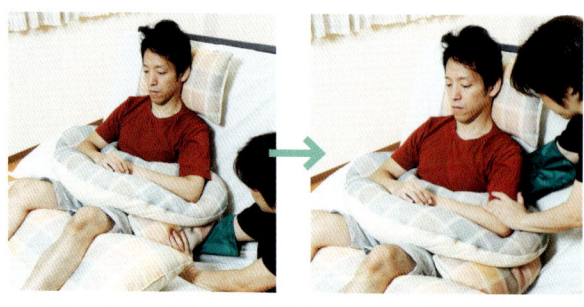

スライディンググローブを装着した手を腰部に入れ、尾骨、仙骨の圧を抜く。その後、頭部まで上方に上げていき、圧を抜くようにする

Lec 8　足抜きと姿勢の整え

徒手的に行う足抜き

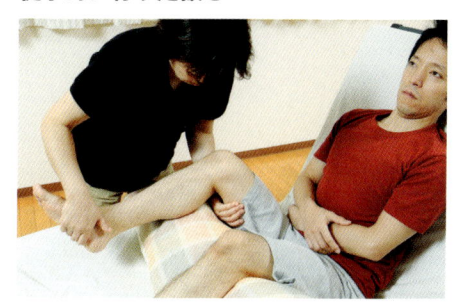

一度、下肢を軽く浮かせて圧を抜く。このときにクッションをさらに臀部に近づけ、大腿部をしっかり乗せるようにするとくずれにくい

スライディンググローブを用いる足抜き

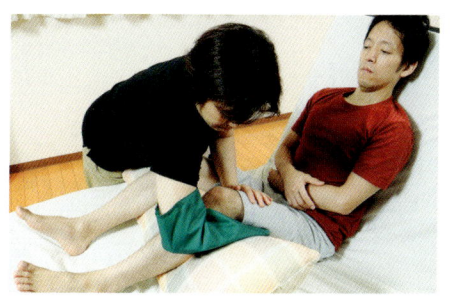

スライディンググローブを装着した手を挿入し、大腿部の付け根から足先に向けて圧を抜く

ポイント
- 股関節に重さがかからないように圧を抜きます。内外旋の動きを入れながらクッションに置き直すイメージで行うとよいでしょう。

おわりに

　動きから安定へ、安定から動作へ。その起点となるのが静止状態となる姿勢であり、その基本姿勢ともいうべきものが臥位です。臥位には休息できるという特性があることから、その延長に「臥位姿勢での睡眠」があります。ですから睡眠時の臥位姿勢には、「動作の起点」という要素は無視してよいこととなり、そこには「正しく安定性の高い姿勢」が求められることになります。身体を自由に動かせる人にとっては「伸び」をしたり、自由な体動を妨げないことが睡眠時にも求められます。しかし、自由に動けない人にとっても、姿勢管理は同じであり、単に固めた姿勢をつくるのではなく、呼吸などの体動を妨げない姿勢をつくることが重要になります。

　このことをプロとしてしっかり認識するとともに、それを正しくサポートできる能力が求められています。

索引

あ行

足置き台……………………… 98
圧…………………………… 68
アームレスト……………… 81
アライメント……………… 163
安定……… 30,49,106,165
安楽……………………… 49
生き方……………………… 5
異常……………………… 105
移乗……… 46,69,71,74,80,82,
　　　　　83,95,111,112,128
移乗バー………………… 64,72
椅子…………………… 98,99,131
移動……… 46,69,80,91,95,
　　　　　　　　　　　105,111
胃瘻……………………… 100
動く場所………… 19,24,29,33
運動……………………… 13
栄養ケア…………………… 16
栄養状況…………………… 94
嚥下………………… 16,95,97
円背……………… 160,161,162
起き上がり　23,46,63,65,129
おむつ……………… 61,110,116,
　　　　　　　　　119,123,124
おむつ交換……… 30,51,121

か行

臥位… 27,33,108,130,142,165
回旋……………… 41,44,48,50
覚醒……………………… 95
片手片足駆動…………… 91,92
片麻痺…………………… 37
傾き……………………… 38
活動……………………… 16
可動域制限………………… 16

関節の可動性…………… 142
基底面…… 29,96,133,135,156
機能……………………… 83
嗅覚……………………… 93
仰臥位……………… 22,27,46,58,
　　　　　　　　　　　144,160
局所圧…………………… 31,32
局所ケア…………………… 5
筋緊張…… 17,30,31,57,61,96,
　　　　108,121,128,139,142
筋力低下………………… 17
空腹感…………………… 93
クッション…… 32,35,37,97,
　　　99,100,142,143,146,151,
　　　　153,154,155,161,163
暮らし…………………… 5
車椅子…… 33,71,74,81,82,85,
　　　　　　91,95,99,100,110,
　　　　　　　　　　115,129,130
更衣……………………… 51
後傾姿勢………………… 108
拘縮… 27,31,34,48,51,54,60,
　　　61,123,142,143,144,150,
　　　　　　　　　152,154,155
肛門直腸角……………… 107
呼吸……………… 23,30,42,49

さ行

座位…… 5,24,33,36,69,76,77,
　　　　　　80,85,96,102,108,
　　　　　　　128,130,131,138
支える場所………… 19,21,24,32
座面クッション…………… 98
残尿…………………… 104
視覚……………………… 93
自助具………………… 97,98

姿勢……… 4,23,46,83,93,103,
　　　　　115,125,128,165
姿勢管理…… 23,36,105,165
姿勢保持………………… 18,20
シーティング………… 35,38,39
シャワーキャリー… 129,131
主体性…………………… 10
食具……………………… 97,98
食材……………………… 97
食事…… 13,16,93,94,103,141
食事介助………………… 98
褥瘡………… 16,27,31,68,124
食欲……………………… 93,103
食器……………………… 98
自立支援………………… 4
自立心…………………… 8
神経損傷………………… 111
神経難病………………… 111
寝床環境………………… 141
身体の柔軟性…………… 30,53
睡眠……… 13,16,141,165
スキントラブル………… 124
ストレス… 13,16,94,127,141
ストレッチャー………… 129
すのこ…………………… 131
滑り止め用マット……… 131
スライディンググローブ
　　　　　　　　　61,62,164
スライディングシート 52,56
ずれ…………………… 61,68,124
スロープ………………… 131
背上げ…………………… 100,163
生活……………………… 5
生活動作………………… 11,12
清拭……………………… 127
精神的負荷……………… 94
背張り…………………… 76
前傾姿勢… 107,108,110,114,138

洗体……………………… 131
側臥位… 29,36,51,155,156,160
咀嚼………………… 95,97

た行

体圧……………………… 23
体圧分散…… 50,70,74,76,78
体位変換…………… 30,50,62
体温調整………………… 23
体重移動………………… 41
立ち上がり……………… 46
脱衣…………………… 105
端座位…………… 65,69,108
蓄尿障害……………… 104
着衣…………………… 105
杖歩行………………… 129
低栄養…………………… 16
ティルト・リクライニング
　機能付き車椅子……… 39
手すり…………… 135,136
テーブル……………… 98,99
転倒……………… 131,133
トイレ………… 103,108,111
動作…… 46,103,125,128,165
動作介助……… 4,9,16,41,124
糖尿病………………… 111
トータルケア…………… 5
トランスファーボード… 80,81

な行

入浴…………… 127,141
尿意………… 103,105,110
尿器…………………… 115
尿路感染……………… 104
寝返り…… 4,23,48,50,52,124
ねじれ………………… 34,38

飲み込み………………… 98

は行

排出障害……………… 104
排泄…… 13,16,93,103,141
排泄ケア……………… 110
排泄チャート………… 123
廃用症候群……………… 17
パッド………………… 119
膝ロック………………… 79
ヒップウォーク…… 46,85
病的骨突出……………… 16
疲労回復……………… 141
腹圧…………… 106,108
腹臥位…………………… 49
フットレスト………… 81,99
プライバシーの保護…… 127
便意………… 103,105,110
便座…………………… 107
膀胱留置カテーテル…… 111
歩行……………………… 46
歩行器………………… 129
ポジショニング … 30,51,124,
　　　　　　 142,143,144,147,
　　　　　　 150,155,160
ポータブルトイレ… 111,113,114
ホルダーパンツ………… 124

ま行

枕………………………… 23
マットレス…………… 23,31
麻痺………… 48,54,60,142
味覚……………………… 93
モーションエイド… 46,106,110

や行

ゆがみ…………… 143,155
洋式便器……………… 106
洋式浴槽……………… 137
浴室…………… 128,131
浴槽…………………… 128

ら行

立位…………… 46,130
リフト … 83,84,129,131,133
両手駆動……………… 91
リラクゼーション……… 127
リラックス…… 13,30,83,121
るい痩…………………… 16

わ行

和式便器……………… 106
和式浴槽……………… 137
和洋折衷浴槽………… 137

英数字

30度側臥位 ……………… 30

中山書店の出版物に関する情報は，小社サポートページを御覧ください．
http://www.nakayamashoten.co.jp/bookss/define/support/support.html

モーションエイド
―姿勢・動作の援助理論と実践法―

2015年9月1日　初版第1刷発行Ⓒ　　　（検印省略）

著　者　　下元佳子（しももとよしこ）

発行者　　平田　直

発行所　　株式会社 中山書店
　　　　　〒113-8666　東京都文京区白山1-25-14
　　　　　TEL 03-3813-1100（代表）　振替00130-5-196565
　　　　　http://www.nakayamashoten.co.jp/

装丁・デザイン　　vox（オオヤユキコ）

DTP・印刷・製本　　株式会社 公栄社

撮影　　中山鉄也

Published by NakayamaShoten Co.,Ltd.　Printed in Japan
ISBN 978-4-521-74262-5

落丁・乱丁の場合はお取り替え致します

・本書の複製権・上映権・譲渡権・公衆送信権（送信可能化権を含む）は株式会社中山書店が保有します．

JCOPY〈（社）出版者著作権管理機構委託出版物〉
本書の無断複写は著作権法上での例外を除き禁じられています．複写される場合は，そのつど事前に，（社）出版者著作権管理機構（電話03-3513-6969、FAX3513-6979、e-mail:info@jcopy.or.jp）の許諾を得てください．

本書をスキャン・デジタルデータ化するなどの複製を無許諾で行う行為は，著作権法上での限られた例外（「私的使用のための複製」など）を除き著作権法違反となります．なお，大学・病院・企業などにおいて，内部的に業務上使用する目的で上記の行為を行うことは，私的使用には該当せず違法です．また私的使用のためであっても，代行業者等の第三者に依頼して使用する本人以外の者が上記の行為を行うことは違法です．